GOLO WILLAND

DICKMACHER MASTSTOFFE

Die heimtückischen Stoffwechselbremser entlarven und ausschalten

INHALT

WAS SIND EIGENTLICH MASTSTOFFE?

Schon seit vielen Jahren verfolge ich gespannt die Forschungen zu verschiedenen Stoffen im Essen, die den Appetit steigern, die Produktion des Dickmachhormons Insulin hochjagen und Nahrungsenergie vom Verbrauch in die Speicher umleiten. So entstand die Idee, diese Stoffe als Maststoffe zu bezeichnen und zusammenzufassen – weil sie ungewöhnlichen Fettaufbau fördern.

Maststoffe sind das »Missing Link« für das Verständnis, warum wir mehr essen, als wir eigentlich bräuchten, und warum es so schwer ist, damit aufzuhören. Maststoffe schicken nämlich die zugeführte Energie in die Depots und entziehen sie dadurch dem Verbrauch. Und das heißt: Während die Fettzellen wachsen und wachsen, mangelt es in anderen Geweben an Brennstoff.

Mit der Kenntnis um Maststoffe wird endlich auch klar, warum Fast Food so einen enormen Masteffekt hat: Sie wecken ein uraltes und überaus wirkmächtiges Bioprogramm in uns, mit dem wir Fettreserven für erwartete magere Zeiten aufbauen können. Wenn dieses Bioprogramm auf Touren gekommen ist, essen wir mehr – ganz gleich, ob wir wollen oder nicht. Und wir fahren dieses Programm noch höher, indem wir instinktiv Speisen mit hohem Maststoffgehalt bevorzugen.

Einer großen Studie zufolge fördern Pommes stark die Gewichtszunahme, während Kartoffeln in anderer Form diesen Effekt allenfalls nur leicht entfalten, ebenso wie das oft verpönte Weißmehl. Allein anhand der aufgenommenen Kalorienmenge lässt sich das nämlich nicht erklären, schließlich werden Pellkartoffeln, Brot und Spaghetti meist auch mit Butter oder Öl genossen – der Gehalt an Energie in einer Portion ist also oft ähnlich. Trotzdem sind bei etwa gleicher Kalorienmenge völlig unterschiedliche Wirkungen möglich: Die Energieeinheiten aus Pommes mit Ketchup wandern vornehmlich in die Depots, die aus Pellkartoffeln mit gedünstetem Fisch in den Verbrauch.

Doch auch wer Fast Food meidet, ist vor Maststoffen alles andere als sicher. Die Mittagsmahlzeit aus dem Asiaimbiss ist oft genauso reich an raffiniert zugesetzten oder im Kochprozess produzierten Maststoffen. Ebenso lauern im Supermarkt, ja sogar im Bioladen viele Produkte mit Substanzen, die den Stoffwechsel auf Energiespeicherung umstellen: mit Crunchy-Müsli, natürlich gesüßtem Fruchtjoghurt, Apfelsaft, »gesundem« Schrotbrot mit Hefe, Biochips und Biobier ist die Dauerpowerparty für die Fettzellen nämlich ebenfalls gesichert. Selbst auf Veganer warten in jenen Regalen, die oft eine besonders gesunde Auswahl suggerieren, die reinen Maststoffbomben: vom vegetarischen Brotaufstrich über Tempeh bis hin zum Sojaburger.

WARUM WERDEN WIR ÜBERHAUPT DICK?

Maststoffe verändern unseren Stoffwechsel in Richtung Diabetes, denn das Hormon Insulin wirkt durch sie nicht mehr so gut wie gewohnt. Um den Blutzucker dennoch auf erträgliche Höhen zu drücken, produziert die Bauchspeicheldrüse immer mehr Insulin, das so wiederum selbst zum Masthormon wird, weil es nicht nur einen Löwenanteil der Kohlenhydrate in Fett umwandelt, sondern das Energiekonzentrat auch noch regelrecht in den Fettzellen einsperrt – als stille Reserve. Auch bei vielen Normalgewichtigen läuft der Mastturbo auf Hochtouren. Sie horten die Kalorien dann unsichtbar tief im Bauchinneren oder in ihrer Leber. Indem sie die Energiekraftwerke der Zellen, die Mitochondrien, attackieren, treiben Maststoffe im Essen den Fettaufbau zusätzlich an. Derart aus dem Takt gebracht bauen jene das meiste der ankommenden Energie in Fett um. So entsteht die paradoxe Situation, dass im totalen Energieüberfluss eine Krise an Verbrauchsenergie (ATP) besteht. Die Verbraucherzellen hungern entsprechend – und fordern Nachschub an. Das ist ideal für den Aufbau üppiger Fettreserven, auf Dauer aber auch katastrophal für die Gesundheit. Nicht wegen der überfüllten Fettdepots, sondern wegen der Stoffwechselhölle, die diesen Fettaufbau vorantreibt.

Bereits in den 1960er-Jahren stellte der Genetiker James Neel die »Thrifty-Gene-Hypothese« auf. Sie besagt, dass die besonders ausgeprägte Veranlagung der Menschen, in eine zweifelsfrei gesundheitsschädliche diabetogene Stoffwechsellage abzugleiten, einst einen evolutionären Vorteil hatte. Schließlich ermöglichen die Energiespargene, die »Thrifty Genes«, in Zeiten des Überflusses einen sensationellen Fettaufbau: Wer diese Option in seinem Erbgut hatte, überlebte Hungerperioden und gab die Spargene so automatisch an seine Nachkommen weiter.

Die Fähigkeit zum Fettaufbau war gerade in kühleren Breiten von besonderer Bedeutung. Während dort im Spätsommer und Herbst nämlich oft ein Nahrungsüberfluss herrschte, folgten in den langen kalten Wintermonaten eher karge Zeiten. Da reichte es nicht, einfach mehr zu essen. Wieso sollte man auch weiteressen, wenn man satt war? Vermutlich ging mit viel gutem Willen ein bisschen mehr, weil man den nahenden Winter fürchtete. Aber auf diese Weise wurden keine Unmengen für den massiven Fettaufbau verschlungen. In den 1990er-Jahren wies der US-Forscher Jeffrey Friedman nach: Für die Entwicklung von erheblichem Übergewicht braucht es eine abgeschwächte Sättigungsantwort. Das gleiche Quantum Kalorien macht dann weniger satt und zufrieden. Und genau das enthemmt das Essverhalten. Maststoffe übernehmen genau diesen Job.

Tatsächlich ist es alles andere als einfach, sich dick zu essen, indem man nur die Kalorienzufuhr erhöht – sofern nicht der Stoffwechsel schon mit Maststoffen in Richtung Diabetes verschoben ist. Bereits 1968 kamen Forscher in einem Experiment zu dem Schluss, dass es mindestens 6000 Kalorien täglich braucht, um auch nur eine 20-prozentige Gewichtszunahme zu schaffen. Und sobald sie aufhören konnten, solche Unmengen zu verschlingen, kehrten die meisten Studienteilnehmer ziemlich schnell zu ihrem Ausgangsgewicht zurück. Auch Tierversuche zeigen, dass es gar nicht so einfach ist, übergewichtig zu werden. Allein durch ein überreiches Nahrungsangebot lässt sich das nicht bewirken. Denn sobald die Tiere genug haben, hören sie auf zu essen. Selbst wenn Tiere in Versuchen zwangsgefüttert werden, sind sie bald wieder bei ihrem natürlichen Sollgewicht angelangt, sobald die erzwungene Fresstortur endet.

Unter gesunden Bedingungen scheitert die gewollte Völlerei jedoch nicht nur daran, dass der Appetit nicht mitspielt. Der Körper versucht auch, sein Sollgewicht zu halten, indem er den Energieverbrauch anpasst. So konnten Forscher 1995 zeigen, dass er automatisch gegensteuert, wenn die Kalorienzufuhr erhöht wird. Er fährt dann einfach den Verbrauch herunter.

Für massiven Fettaufbau muss der Stoffwechsel in einen ganz anderen Modus operandi verschoben werden: Er muss sonst übliche Arbeitsprinzipien über Bord werfen und darauf gepolt werden, Hunger vorzubeugen. Hunger zu entgehen ist in der Biologie die wichtigste Aufgabe, für sie werden alle möglichen Folgen in Kauf genommen. Schließlich kann Hunger schnell schwerste Gesundheitsschäden verursachen und im schlimmsten Fall sogar den Tod zur Folge haben.

Zwar können auch körpereigene Steuerstoffe, Hormone und Neurotransmitter, einen Beitrag zum Wechsel des Betriebsmodus hin zum Fettaufbau leisten. Doch erst mit den Maststoffen, die gezielt Schlüsselfunktionen im normalen, gesunden Energiestoffwechsel torpedieren, nimmt das biologische Alternativprogramm an Fahrt auf. Wer tief im Fettaufbau-Stoffwechselmodus steckt, kann daher zwar die Willensentscheidung treffen, Kalorien einzusparen, um abzunehmen. Doch weil im Mastmodus Verbrauchsenergiemangel herrscht, sollte man sich klar darüber sein, wen man damit herausfordert: den Überlebenstrieb Nummer eins, die Nahrungssicherung. Selbst wenn man ein paar »Runden« durchhält, siegt am Ende fast immer der Ernährungsinstinkt – mitsamt ein paar neuen Extrapfunden.

Kaloriensparen in einem von Maststoffen dominierten Stoffwechsel, im latenten Energiedefizit, ist eine Quälerei. Unerbittlich fordert unsere Biologie dann nach einem Extrateller Nudeln oder zumindest einem Schokopudding. Werden dagegen Maststoffe reduziert, sinken der Appetit und die Anzahl der verzehrten Kalorien ganz von alleine. Doch wer kennt schon die heimlichen Stoffwechselmanipulatoren?

WOHER KOMMEN ALL DIE MASTSTOFFE?

Es ist eine sehr junge Entwicklung, dass wir heute Unmengen von Maststoffen ausgesetzt sind – und sie hat viel mit der industriellen Nahrungsmittelverarbeitung und vor allem der Nahrungszubereitung zu tun, mit der heutigen Imbiss- und Schnellesskultur, mit verführerischen Leckereien und auch mit so manchen fixen Ernährungs- und Diätideen. Nicht zufällig tobt parallel mit diesen Neuerungen eine wahre Übergewichts- und Diabetesepidemie um den Globus. Man findet die Störstoffe zum Teil zwar auch in natürlichen Nahrungsmitteln, jedoch in Mengen, die wir normalerweise problemlos wegstecken. Erst wenn wir uns in großen Mengen auf Speisen stürzen, die besonders reich an Maststoffen sind, zwingen wir unseren Körper in den Mastmodus und fahren den Fettaufbauturbo hoch.

Bestimmte Nährstoffe können ebenfalls eine massive Maststoffwirkung entfalten – und zwar nicht nur, wenn wir auf einmal Unmengen von ihnen verzehren. Es reicht schon ein Ungleichgewicht im Speiseplan und somit die fehlende Zahl an Mitstreitern für eine gesunde Verwertung, um die Energie in die ohnehin schon vollen Fettzellen umzuleiten – während Nervenzellen und Muskelzellen hungrig zugucken müssen.

Zum Schluss laden wir gar nicht so wenige Lebensmittel, die von sich aus arm an Maststoffen sind, zu Hause in der Küche selbst mit den Dickmachern auf. Natürlich entscheidet auch hier die Dosis, ob das mit einer Extraportion Körperfett einhergeht. Doch »bewaffnet« mit Bratpfanne, billigem Öl, Panade und Backofen lässt sich die in den Lebensmitteln enthaltene Verbrauchsenergie innerhalb weniger Minuten in Speicherenergie für die Fettdepots umwandeln.

Unterschiedliche Maststofftypen

Sechs Maststofftypen haben sich aufgrund der bisherigen wissenschaftlichen Erkenntnisse herauskristallisiert. Jedem von ihnen ist in diesem Buch ein Kapitel gewidmet. So mancher alter Bekannter findet sich darunter, beispielsweise Zucker oder Glutamat. Andere sind erst in jüngster Zeit in den Fokus der Forschung gerückt wie AGEs und Milch. Vorwürfe gegen Zucker sind nicht neu. Neu ist, dass es jetzt so viele Belege für seine dick machende Wirkung gibt, vor allem für die zur Hälfte im Haushaltszucker enthaltene Fruktose.

Wer Maststoffe reduzieren will, sollte daher unbedingt alle kennen. Reduziert man nämlich beispielsweise nur den Zucker, ertappt man sich womöglich schnell dabei, dass man plötzlich unbändige Lust auf Chips, kross Gebratenes oder Pizza hat. Ahnungslos wie wir sind, betreiben wir ein Maststoffhopping, ersetzen unbewusst den einen Maststoff durch den anderen – und betrügen uns so um den Erfolg. Maststoffliebe kennt eben keine Grenzen. Sie macht sogar Lust auf noch mehr Maststoffe.

Dennoch sollten die Maststofftypen nicht als resolute Streichliste verstanden werden. Es geht nicht um eine Null-Maststoffe-Diät. Das wäre auch gar nicht möglich. Einige dieser Stoffe sind schließlich lebensnotwendige Nährstoffe. Um was es geht, ist eine Rückführung auf ein Maß, mit dem der Körper problemlos zurechtkommt.

Maststoffe in der Ernährung zu reduzieren bedeutet nicht, einer neuen Diät zu folgen. Das Essen wird hier nicht neu erfunden. Es ist eher genau umgekehrt: Die Neuerfindung des Essens hat wesentlichen Anteil am Problem. Was wir tun müssen, ist also, weitgehend zu traditionellen Nahrungsmitteln und zu traditionellen Ernährungsweisen zurückzukehren. Mit den Erkenntnisfortschritten in der Wissenschaft wird mehr und mehr deutlich, wie viel Weisheit in vielen kulinarischen Traditionen steckt – ob in der Pasta mit Tomaten-Gemüse-Soße oder im morgendlichen Frühstücksei. Doch auch dies ist nur als Grundorientierung zu verstehen. Nicht alles, was traditionell gegessen wurde, bevor die Industrie einen Großteil der Nahrungsverarbeitung übernahm, ist damit geadelt. Gegenüber früher ist unser Fettaufbaubedarf heute einfach deutlich geringer – und damit auch das empfehlenswerte Maß an Maststoffen. Crème brûlée und Apfelkompott sind also eher etwas für besondere Gelegenheiten.

ZUM STAND DER FORSCHUNG

Viele Anregungen und Einsichten für dieses Buch entstammen den Forschungen des US-Mediziners Professor Richard J. Johnson von der Universität Colorado, die viel zu den neuen Erkenntnissen über die desaströsen Wirkungen von Zucker auf den Stoffwechsel beigetragen haben. Eigentlich ist Professor Johnson einer der weltweit führenden Nierenspezialisten. Die Suche nach der Ursache für den starken Anstieg der Nierenerkrankungen brachte ihn zum Zucker, genauer gesagt zur Fruktose. Dadurch kam er zu den weiteren gesundheitlichen Folgen von hohem Zuckerkonsum, allen voraus die damit einhergehenden Stoffwechselveränderungen, die das Risiko für Herz-Kreislauf-Erkrankungen, Übergewicht und Diabetes enorm erhöhen. Johnson hat aus vielen anderen Wissenschaftsdisziplinen Erkenntnisse zusammengetragen, die zeigen, dass Fruktose zwar in höheren Dosen ein Schadstoff ist, dass diese Eigenschaft aber auch instinktiv genutzt werden kann, um Fettaufbau für magere Zeiten zu betreiben. Über die auf diese Weise erzielte, eigentlich hoch ungesunde Stoffwechselstörung wird das Überleben gesichert. Zahlreiche Beispiele aus der Tierwelt zeigen eindrucksvoll, dass es sich dabei um ein uraltes Bioprogramm handelt. Wir Menschen jedoch reißen es heute leichtfertig aus dem Schlummer – mit zahlreichen Folgen für die Gesundheit und die Figur.

Ihre wahre Bekanntheit als Gesundheitsproblem verdankt Fruktose jedoch wohl einem Mann, der den Zucker seit Jahren »anklagt« wie kein anderer: Professor Robert Lustig von der Universität von Kalifornien, Kinderarzt und Hormonexperte. Er wurde mit seinen Vorträgen über den süßen Verführer zu einem echten You Tube-Star. Seine schlechten Nachrichten, verständlich und resolut präsentiert, wurden bereits viele Millionen Male aufgerufen. Professor Lustig ist jedoch nicht nur erfolgreicher Kommunikator der neuen Erkenntnisse um die Risiken durch Fruktose, er hat selbst wichtige Forschungsergebnisse hinzugefügt und viele Erkenntnisse zusammengetragen, die auch dieses Buch mitgeprägt haben.

Unbedingt möchte ich auch noch die Forschungen von Professorin Helen Vlassara und ihrem Team an der Rockefeller-Universität in New York hervorheben, die bei der Entdeckung und Erforschung eines Supermaststofftyps entscheidend mitgewirkt hat: den AGEs (siehe ab Seite 170). Deren Auswirkungen auf den Stoffwechsel und die innere Energiewirtschaft sind der großen Masse absurderweise bis heute kaum bekannt. Dabei versteht man erst mit ihnen wirklich den Siegeszug wie auch den Masterfolg von Fast Food. Vor allem aber kann mit diesem Wissen jeder die heiklen Entzündungsstoffe im Essen durch recht einfache Maßnahmen enorm reduzieren.

Sehr wichtige Grundlage für dieses Buch sind auch die Forschungen und Arbeiten von Professor Achim Peters und seinem Team von der Universität Lübeck, der das Gehirn mit seinem

Sonderbedarf an Glukose in die Gleichung hineinbringt. Dieser unstillbare »Hunger« auf Traubenzucker fehlt in Diät- und Abnehmphilosophien gemeinhin völlig. Die Erkenntnis um den Sonderbedarf des Gehirns ist zwar nicht neu, man findet sie schon seit Jahrzehnten in Büchern zur Physiologie. Doch was das bedeutet, wurde oft nicht zu Ende gedacht. Professor Peters hat mit seinen Forschungen viele entscheidende Erkenntnisse hinzugefügt und reichlich Wissen zu der Problematik zusammengetragen. Ohne diesen Hintergrund, ohne den Sonderbedarf des Gehirns, wäre unsere Maststoffliebe in vielen Fällen nicht zu verstehen – genauso wenig, warum es uns so schwerfällt, davon loszukommen.

Viele weitere Forscher und Forschergruppen wären noch zu nennen. Ihre Erkenntnisse sind Inspiration für dieses Buch. Ihre Forschungen sind eine reiche Quelle an wissenschaftlichen Belegen für die fettaufbauende Wirkung der verschiedenen Maststofftypen wie auch für das Konzept der Maststoffe selbst. Einige davon finden sich – immerhin zumindest – im Serviceteil dieses Buches (siehe ab Seite 250).

Manche meiner Aussagen stütze ich auch einfach auf Alltagserfahrung, denn wären wir Menschen nicht selbst ein wenig »Experten«, hätten wir es nie so weit bringen können. Gerade unser großes, »energieteures« Gehirn hätte sich nie zu dem entwickeln können, was es heute ist. Dazu mussten schon unsere Steinzeitvorfahren instinktiv wissen, was sie brauchten und wie sie über ihre Nahrung daran kamen. Über Jahrhunderte, wenn nicht Jahrtausende haben sich daraus kulinarische Traditionen immer weiter entwickelt und verfeinert. Vieles ist nach wissenschaftlicher Erforschung geradezu genial – etwa die Sauerteigführung des Brotes oder die Käseherstellung. Besonders raffiniert waren die Menschen jedoch seit jeher, wenn es darum ging, sich vor maststoffarmen Zeiten, also instinktiv Fettaufbau angezeigt schien, möglichst viel von diesen Stoffen aus ihren Nahrungsmitteln »herauszukitzeln«.

Von der Wissenschaft zur Praxis

Die Problemlösung nach Plan für alle, minutiöse Vorgaben in Gramm, Prozent und Uhrzeit sind bei der Maststoffreduzierung wenig sinnvoll. Dazu sind unser Stoffwechsel, unser Stresspegel und unsere Neigungen einfach zu unterschiedlich. Abgesehen davon braucht es eine Portion Selbstwahrnehmung – Aufmerksamkeit dafür, wonach es uns verlangt und wie es uns danach geht, um den Weg zu finden, der am besten zu uns passt.

Es geht in einer maststoffarmen Ernährung nicht in erster Linie darum, dem Verlangen eisern zu widerstehen. Und schon gar nicht geht es darum, Hunger heldenhaft auszuhalten. Im Gegenteil: Die Störsignale sind Anlass, genauer hinzuschauen, die zugrunde liegenden Bedürfnisse des Organismus zu erkennen und gesünder darauf zu antworten. Dazu muss man in sich selbst hineinhören, statt sich an einen Essensplan zu klammern. Nur so gewinnen wir die Souveränität zurück und sind nicht länger Gefangene der Maststoffe, die den Energiestoffwechsel und unser Verhalten manipulieren. Ob wir wollen oder nicht.

All jene, für die die mediterrane Ernährung mit viel Fisch, Pasta, Gemüse, Olivenöl und Co. kein Schrecken ist, sondern ein Genuss, können beim Lesen dieses Buches mit ungetrübter Freude die Welt der Maststoffe kennenlernen. Wer hingegen öfter Pommes rot-weiß, Kekse oder vegetarischen Brotaufstrich wählt, dem könnte der eine oder andere Schauer über den Rücken laufen. Ein Trost ist dann vielleicht, dass der gesundheitliche Gewinn bei einem Exit aus der maststoffreichen Kost enorm ist. Es geht nicht nur um die Fettdepots an Bauch und Hüften. Es geht auch um Herz-Kreislauf-Gesundheit und vieles mehr.

Dieses Buch soll Ihnen das Verständnis und die Werkzeuge liefern, sich aus der Maststofffalle zu befreien und wieder in einen gesunden Energiestoffwechsel zurückzufinden. Ich wünsche Ihnen auf diesem Weg alles Gute!

Golo Willand

Leben im Maststoffparadies

Maststoffe manipulieren massiv unseren Energiestoffwechsel und unser Essverhalten. Auf diese Weise stellen sie den Körper, ohne dass wir es merken, auf üppigen Fettaufbau.

FUTTER FÜR SPEZIELLE BEDÜRFNISSE

Maststoffe in der Nahrung sind an und für sich nicht neu. Schon unsere Vorfahren »benutzten« sie und manipulierten so ihren Stoffwechsel, um für magere Zeiten Fettreserven anzulegen – genauso wie es manche Tiere immer noch machen. Doch heutzutage, wo das ganze Jahr über ein Nahrungsüberfluss herrscht, sind die heimlichen Stoffwechselmanipulatoren wesentliche Antreiber für Übergewicht und die damit einhergehenden gesundheitlichen Probleme. Denn Maststoffe sorgen für eine Stoffwechselverschiebung: Sie leiten die Nahrungsenergie vom Verbrauch in die Depots und enthemmen unseren Appetit. Im Gegensatz zu früher würden Figur und Gesundheit daher profitieren, wenn sich weniger Maststoffe im Essen befänden. Doch das Gegenteil ist der Fall: Wir leben in einem wahren Maststoffparadies, verzehren nie gekannte Mengen und setzen unseren Stoffwechsel mit gleich sechs Maststofftypen unter Dauerfeuer – meist ohne es zu ahnen. Das Wissen um Maststoffe im Essen ist also wichtiger denn je. Um unsere Schwäche für sie zu überwinden, müssen wir erst einmal verstehen, wie sie funktionieren und wie sie uns und unseren Stoffwechsel manipulieren.

SAISONALER FETTAUFBAU – FÜR VIELE TIERE EIN ÜBERLEBENSPROGRAMM

Für uns Menschen gilt ein moderates Körpergewicht – das möglichst auch noch das ganze Leben lang gleich bleiben soll – gemeinhin als ideal. Viele Tierarten jedoch könnten so gar nicht überleben, geschweige denn ihren Nachwuchs auf einen erfolgreichen Weg bringen. Stattdessen müssen sie sich saisonal, oft innerhalb nur weniger Wochen, ein spektakuläres Mehrgewicht anfuttern. Mit prall gefüllten Energiespeichern vollbringen sie anschließend geradezu unvorstellbare Leistungen. Winterschläfer zum Beispiel könnten ohne reich gefüllte Fettdepots wohl kaum ihrem monatelangen »Sabbatical« nachgehen. So aber schalten sie ihren Stoffwechsel auf Sparflamme, statt bei klirrender Kälte mehr oder minder vergeblich auf Nahrungssuche herumzuirren.

Bären kommen, nachdem sie sich wie der Amerikanische Schwarzbär in der Vorbereitungsphase bis zu 14 Kilogramm Fett angefuttert haben, ein halbes Jahr ohne Nahrung aus. Das nordamerikanische Dreizehnstreifenhörnchen legt sich sogar ein üppiges Fettplus von rund 100 Prozent zu, bevor es sich zurückzieht und bis zu sieben Monate Winterschlaf hält. Die ebenfalls in Nordamerika beheimatete Westliche Hüpfmaus treibt die Strategie auf die Spitze und nimmt sich in einigen Gegenden bis zu zehn Monate pro Jahr Auszeit von der Welt. Was in der vorangegangenen Mastphase an Fettaufbau erfolgt, ist spektakulär: Die Tiere können so viele Reserven zulegen, dass der Fettanteil 80 Prozent ihres Trockengewichts ausmacht.

Enorme Extrafettpolster ermöglichen aber nicht nur, mehrere Monate ohne erneute Nahrung zu überleben und so karge Zeiten einfach gemütlich vor sich hin schlummernd zu überbrücken. Oft werden in den Fastenphasen noch dazu unfassbare körperliche Leistungen vollbracht. Grauwale beispielsweise schwimmen nach einer fetten, nahrungsreichen Aufbauphase aus arktischen Gewässern viele Tausend Kilometer bis an die mexikanische Pazifikküste, wo sie sich paaren oder die trächtigen Walweibchen ihren Nachwuchs gebären und säugen. Während der gesamten Reise, die etwa ein halbes Jahr in Anspruch nimmt, bleiben die Wale zumeist nüchtern. Und sie verlieren dabei bis zu 30 Prozent ihres Gewichts.

Nicht minder beeindruckend sind die Flugreisen der Zugvögel und das dazu nötige Treibstoffmanagement. Die Gartengrasmücke etwa kann ihr Gewicht in Vorbereitung auf die Reise von Europa über die Sahara bis ins zentrale Afrika verdoppeln. Und wenn die Pfuhlschnepfe zu ihren Nonstopflügen von teils über 10 000 Kilometer abhebt – etwa von Alaska nach Neuseeland –, ist ihre Leber mit so viel Fett angefüllt, dass dies bei Menschen längst als krankhaft gelten würde.

Viele dieser »Transkontinentalreisen« erlauben keine Planungsfehler – schon gar nicht beim Proviantaufbau in Form von Körperfett. Denn wenn die Energiereserven nicht ausreichen, endet oft nicht nur der Flug jäh, sondern auch das Leben des Tieres. Ganz automatisch geben somit nur jene Artgenossen ihre Gene weiter, die das Ziel erreichen, also optimal Fett bevorraten können. Die Natur siebt hier Individuen mit schwächer ausgeprägter Fähigkeit zum saisonalen Fettaufbau unerbittlich aus.

Eine optimale Menge Fett bedeutet aber auch, dass es nicht zu viel davon sein darf. Wie bei Flugzeugen ist überschüssiger Treibstoff schließlich auch bei Vögeln unnötiger Ballast. Das muss vermieden werden. Genauso könnte ein fettleibiges Eichhörnchen weniger geschickt über die Äste flitzen und ein übergewichtiges Zebra, das nicht ganz so flink auf den Beinen ist wie der Rest seiner Herde, würde schnell Beute hungriger Löwen. Eine möglicherweise entstehende Veranlagung zum Aufbau unnötiger Extrapfunde wird dementsprechend ebenso gnadenlos ausgemustert wie die biologische Unfähigkeit, bei Bedarf erforderliche Fettreserven aufzubauen.

GEWICHT NACH PLAN

Trotz der enormen Gewichtsschwankungen, die von einigen Arten Jahr für Jahr durchlaufen werden, halten diese Tiere das optimale Gewichtssoll überraschend genau ein. Von Gewichtsproblemen oder gar einem Jo-Jo-Effekt, den viele Menschen nach dem Abnehmen so sehr fürchten, ist in freier Natur nichts bekannt. Es handelt sich vielmehr um ein eng reguliertes Bioprogramm, das kaum aus dem Rhythmus gebracht werden kann. Wissenschaftler haben beispielsweise Tieren, die sich gerade im Fettaufbau für den Winterschlaf befanden, Nahrung entzogen. Als die Winterschläfer in spe anschließend wieder Futter bekamen, erreichten sie trotzdem bald das vorgesehene Sollgewicht. Beschleunigten die Wissenschaftler hingegen die Gewichtszunahme durch Zwangsfütterung auf unnatürliche Weise, verlangsamten die Tiere ihren Reserveaufbau einfach wieder, sobald sie ihre Nahrungsaufnahme erneut in Eigenregie managen durften. Trotz Futtermanipulation erreichten Tiere also das für sie optimale Endgewicht.

Kurz vor ihrem »Sabbatical« verlieren Winterschläfer dann oft jegliches Interesse an Nahrung. Auch wenn Forscher ihnen ihre Lieblingsspeisen anbieten, lassen sie sie links liegen. Genauso wenig sind sie in der Regel an weiteren Kalorien interessiert, wenn man sie während der Schlafphase aufweckt. Sie verdrücken also nicht einfach alles, was noch geht, sondern futtern nach Plan und schnurren im Stoffwechsel-Minimodus.

Auch jenseits von geplanten saisonalen Änderungen beim Körperfett halten wild lebende Tiere nach den Forschungen von Richard Keesey ihr Körpergewicht übrigens hochgradig konstant. Es schwankt gewöhnlich nur im Bereich von 0,5 Prozent. Eine aus menschlicher Sicht absolut beneidenswerte Präzisionsarbeit des Organismus und seiner Regulationssysteme.

Es stellt sich natürlich die Frage, wie einige Tierarten ihren Stoffwechsel dazu bekommen, bei Bedarf derart große Fettreserven aufzubauen. Nach gängiger Theorie müssten sie dazu einfach nur mehr essen. Aber reicht das wirklich? Nein! Bei zahlreichen Tierarten haben Forscher in der Fettaufbauphase schwere Stoffwechselstörungen festgestellt: Die Tiere werden also vorübergehend wie bei einer Diabeteserkrankung insulinresistent.

DIE SACHE MIT DEM INSULIN

In normalen Mengen ausgeschüttet stellt Insulin sicher, dass die nach einer aktiven Phase geleerten Energiedepots wieder gefüllt werden – mit Glukose aus der Nahrung. Das Hormon steuert diesen Prozess, indem es an spezielle Rezeptoren der Muskelzellen andockt und diese »aufsperrt«. Nur dann gelangen größere Zuckermengen ins Zellinnere, wo sie gespeichert oder in die körpereigene Energiewährung ATP umgewandelt und schließlich verwertet werden können. Insulin ist also nicht an sich ungesund, wie viele glauben. Im Gegenteil: Es ist lebensnotwendig.

Bei Tieren in der Fettaufbauphase wirkt das Insulin nicht mehr so gut: Die Muskelzellen machen für die Glukose dicht. Um den Blutzuckerspiegel dennoch abzusenken, bilden die Tiere immer weiter Insulin – so viel, dass der Insulinspiegel deutlich überhöht ist. Und genau das ist der »Trick«, dass Insulin zum »Masthormon« wird, mit dem üppige Fettdepots aufgebaut werden können. Es bewirkt dann nämlich, dass ein Großteil der Glukose aus der Nahrung, vor allem aus Stärke, aber auch aus Zucker, in Fett umgewandelt und in den Fettzellen abgespeichert wird. Es fördert zudem die Neubildung und Ausreifung von Fettzellen. Und es hält das Fett darin gefangen, sodass es nicht mehr der Energiegewinnung zugeführt wird.

OHNE INSULIN KEINE FETTEINLAGERUNG

Dass dem Insulin beim Fettaufbau eine Schlüsselrolle zukommt, verdeutlichen Tierversuche, bei denen die Empfangsstationen (Rezeptoren) der Fettzellen für Insulin zerstört wurden. Ohne Insulinsignal ist kein wesentlicher Fettaufbau möglich. Egal, wie viel Futter in die Tiere hineingezwungen wird: Sie werden nicht übergewichtig.

Das bedeutet: Es wird nicht einfach nur eine größere Menge an Kalorien über die Nahrung aufgenommen, sie werden im Körper auch ganz anders gemanagt. Insulin ist dabei das Energiespeicherhormon und Fett die konzentrierte Form zur Langzeiteinlagerung von Energie.

Im jährlichen Zyklus verschieben viele Tierarten mit saisonalem Bedarf an Fettaufbau nach Plan ihren Stoffwechsel in Richtung Diabetes, sie bauen also ganz gezielt eine Insulinresistenz auf, bei der die Zellen nicht mehr auf das Hormon ansprechen. Allerdings bricht bei dieser saisonalen Insulinresistenz kein Diabetes aus, der Blutzucker steigt nicht gefährlich an. Denn weil der Zustand vorübergeht, erschöpft sich die Bauchspeicheldrüse nicht, sie bildet einfach nur eine Weile mehr Insulin – gerade genug, um den Blutzucker unter Kontrolle zu halten, vor allem aber genug, um richtig schön viele Fettreserven aufzubauen. Der Verteilschlüssel bei der Glukose ändert sich dadurch dramatisch: Muskelzellen und Gehirn bekommen nur noch einen Bruchteil davon ab, der Löwenanteil der zugeführten Nahrungsenergie wird in die Fettdepots umgeleitet, der Schalter somit von Verbrauch auf Speicherung gedreht.

Noch etwas vereint viele der Tierarten, die mit den periodischen Gewichtsschwankungen nach Plan operieren: In der Fettaufbauphase schränken sie die körperliche Aktivität ein.

FOLGEN DER INSULINRESISTENZ

Insulinresistenz und damit Insulin in Übermengen …

- ◇ fördert stark den Fettaufbau
- ◇ steigert den Appetit
- ◇ hemmt den Kalorienverbrauch

Das können sie sich leisten, weil die »Specksaison« in Zeiten des Überflusses, auf den Spätsommer oder Herbst, fällt. Es ist dann meist nicht so viel energieraubendes Engagement erforderlich, um an reichlich Kalorien zu kommen. Das unterstützt den Mastturbo gleich noch einmal.

Leptin meldet den Füllstand der Depots

In normaler, gesunder Stoffwechsellage fördert Insulin die Sättigung. Wird es dagegen in Übermengen ausgeschüttet, ist genau das Gegenteil der Fall. Die hohen Insulinspiegel blockieren dann im Gehirn einen Signalstoff, mit dem die Fettzellen normalerweise die Nachricht aussenden, dass ihre Lager gefüllt und wir satt sind: das Leptin.

Unter gewöhnlichen Umständen bildet der Körper umso mehr Leptin, je mehr Fett eingelagert wurde. Auf diese Weise soll sichergestellt werden, dass kein Nachschub mehr geliefert wird, wenn genug Energie vorhanden ist. Leptin ist also ein zentraler Mitspieler in der Sättigungsregulation. Wird es aus dem Spiel genommen, kommt es zu einer absurden Gewichtszunahme. Denn dann können wir trotz ausreichend gefüllter Fettdepots mit Appetit immer weiteressen.

»DIABETES« AUF ZEIT

Der massive Fettaufbau infolge der durch die Insulinresistenz erzwungenen Übermengen an Insulin ist fraglos gesundheitsschädlich. Es ist nämlich nicht etwa so, dass dabei vor allem das Unterhautfett zunimmt. Das wäre mit vergleichsweise wenigen gesundheitlichen Risiken verbunden. Beim Dreizehnstreifenhörnchen beispielsweise wachsen jedoch unter der Insulinresistenz ausgerechnet im Bauchinneren die Fettdepots – ein typisches Warnzeichen für eine ungesunde Stoffwechsellage, etwa für das Herz-Kreislauf-System. Dennoch muss sich das Ganze aus Sicht von Erdhörnchen und Pfuhlschnepfe in der Gesamtbilanz lohnen, sonst würden sie sich diese Stoffwechselmanipulation nicht jedes Jahr aufs Neue antun. Und das tut es: Für viele Tierarten ist der saisonale Fettaufbau der einzige Weg, den Nachwuchs an einem Ort zu gebären, der zumindest passable Überlebenschancen bietet. Nicht selten gilt dieser Vorteil auch für die Elterntiere selbst. Sie können so zum Beispiel den Winter im wohltemperierten Afrika verbringen, statt in Europa frieren und hungern zu müssen.

Wie aber schalten die Tiere ihren Stoffwechsel auf Kommando auf diabetisch? Reicht einfach eine kleine Änderung in der Stoffwechselsoftware, damit der Organismus von gesund und schlank auf fett und krank kippt?

Tatsächlich genügt es dazu nicht, wie auf Kommando plötzlich unbändig Kalorien verschlingen zu wollen. Es bedarf der schlagkräftigen Unterstützung von Maststoffen, die die genannten Tierarten außerhalb der Fettaufbausaison allenfalls in Maßen über die Nahrung aufnehmen und deren Störaktionen sie in normaler Dosis problemlos wegstecken können. In der Fettaufbauphase dagegen setzen sie ganz gezielt auf maststoffreiche Nahrungsmittel und verschlingen diese vorübergehend in riesigen Mengen. Mit dieser Überdosis fahren sie den Mastturbo und die Fetteinlagerung massiv hoch.

Einer der verbreitetsten Maststoffe aus der Natur ist die Fruktose (siehe ab Seite 86). Der Fruchtzucker wirkt besonders gut, wenn die Früchte überreif sind – und das ist in gemäßigten Breiten, mit ihren oft langen, kargen Wintern, vor allem im Herbst der Fall. Somit steht genau rechtzeitig ein reiches Angebot zur Verfügung, um die aufgenommene Energie vorrangig in die Fettspeicher zu lotsen.

Schwarzbären beispielsweise sind ausgewiesene Kenner dieser Materie und Meister der süßen Stoffwechselmanipulation. Die Raubtiere entwickeln im Spätsommer oder Herbst oft eine hemmungslose Leidenschaft für Beeren. Auch Honig, eine natürliche Fruktosebombe, ist bei ihnen ein begehrter Maststoff zur Vorbereitung auf den Winterschlummer. Genauso wechselt die Gartengrasmücke von einer vor allem aus Insekten bestehenden Ernährungsweise auf Früchte, bevor sie ihre Reise nach Afrika antritt.

Der wichtigste Punkt ist: Das programmatische Sich-krank-und-damit-dick-Essen bleibt im Tierreich saisonal begrenzt – und genau das ist langfristig für die gesundheitlichen Auswirkungen entscheidend. Auf jede Mastphase folgt eine Kurphase, in der wenig oder keine Nahrung zugeführt wird und oft sogar noch enorme körperliche Ausdauerleistung ansteht, so wie auf der Reise durch die Weltmeere oder über die Sahara. In dieser Phase können sich Blutgefäße und Gewebe regenerieren.

GUT ZU WISSEN

Nur isolierter Fruchtzucker (Fruktose) und überreife Früchte in hohen Mengen fördern den Fettaufbau. Frische Früchte machen hingegen nachweislich schlank.

FETTDEPOTS OHNE FUNKTION

Bei uns Menschen war es ursprünglich einmal ähnlich wie bei Winterschläfern und Zugvögeln. Gerade in den kühleren Breiten war der alljährliche Aufbau üppiger Fettdepots im Spätsommer und Herbst ein Muss, um den langen Winter mit seinem kargen Nahrungsangebot zu überstehen. Mit den Fettvorräten ließen sich die darauffolgenden mageren Monate besser überstehen – während gleichzeitig genau diese mageren Monate den Organismus aber auch wieder in die Erholung von der ungesunden Fettaufbauphase »zwangen«.

Unsere Ahnen benötigten (und schätzten) eine Speckschicht, auch deshalb, weil sie vor Kälte schützte. Schließlich verbraucht der Körper für die Wärmebildung große Mengen Energie. Und weil eine Fettschicht unter der Haut neben der Energiebereitstellung für die Wärmebildung gleich auch noch isoliert, was zusätzlich Energie spart, hatten sichtbare Fetteinlagerungen lange Zeit ein entsprechend hohes Ansehen. Üppig galt nicht nur als schön, sondern auch als gesund – in Maßen zumindest. Noch vor wenigen Generationen hätte die moderne Idee einer fettarmen Ernährung, die Warnung vor Speck, Fettrand und Butter daher vermutlich nur ungläubiges Staunen ausgelöst.

Die ganze Sache hatte nur einen Haken: Fett war zwar ein hochgeschätzter Nahrungsbestandteil, aber lange Zeit war es schwierig, genug davon zu bekommen. Das galt insbesondere für die Jäger und Sammler, also jene Lebensform, die die menschliche Entwicklung seit Urzeiten bestimmte. Das Fleisch der meisten Wildtiere liefert nämlich kaum Fett. »Hilfe« kam in Form einer Extraportion an Maststoffen aus überreifen Früchten und Fallobst, durch die die Nahrungsenergie möglichst umfänglich zum Fettaufbau genutzt werden konnte.

In der Menschheitsgeschichte war Nahrungsmittelunsicherheit aber nicht nur ein rein saisonales Problem. Armut, schlechte Ernte, Kriege sorgten oft über lange Strecken für einen latenten Mangel. In so einem Umfeld kann der Instinkt es als lohnend ansehen, den Körper möglichst ganzjährig in eine Insulinresistenz, eine diabetogene Stoffwechsellage hineinzuessen – sofern ausreichend Maststoffe und Kalorien für dieses Unterfangen vorhanden sind. Dementsprechend konnte sich die »Maststoffliebe« über das ganze Jahr ziehen – was umso besser gelang, je besser die Speisekammer mit Schmalz, Speck, fetten Würsten oder eben auch Kompott gefüllt war.

FETT FÜR DIE VORRATSKAMMER

Es ist kein Wunder, dass in Europa die Schweinehaltung lange Zeit eine große Bedeutung hatte. Die Tiere selbst wurden zwar nicht besonders geschätzt, das viele Fett, das sie lieferten, dagegen umso mehr. Im Englischen stammt sogar das Wort »Larder« für »Speisekammer« vom Bauchfett der Schweine ab: »Lard« bedeutet »Schmalz«. Umso größer der Fettvorrat war, desto besser konnte der lange Winter überstanden werden..

VERÄNDERTE VORAUSSETZUNGEN

Erst in den letzten Jahrzehnten haben sich unsere körperlichen Bedürfnisse massiv geändert. Während beispielsweise früher oft nur ein Zimmer im Haus beheizt werden konnte und es nachts im Schlafzimmer bitterkalt war, Eisblumen am Morgen die Fenster zierten und sich Raureif auf der Bettdecke niederschlug, sind in Zeiten von Zentralheizung und ganzjährig wohligen Temperaturen die Strapazen, die für Generationen den Winter prägten, in Vergessenheit geraten. Entsprechend ist auch der Fettbedarf stark zurückgegangen. Wir brauchen nicht mehr so viel Energie für Wärmebildung. Der biologische Vorteil des Energiespeicherns ist also ganz offensichtlich hinüber. Überhaupt brauchen wir deutlich weniger Energie als unsere Vorfahren. Deren Tagesverbrauch von etwa 3000 Kalorien haben heute allenfalls noch Bauarbeiter oder Menschen in ähnlichen Berufen, bei denen man körperlich hart arbeitet.

In Zeiten des allgemeinen Nahrungsüberflusses braucht auch niemand mehr seinen höheren Status durch Übergewicht zu signalisieren. Was vor gar nicht allzu langer Zeit noch schön und begehrenswert war, gilt heute eher als Armutszeugnis: etliche Extrapfunde. Trotzdem hat sich an unserer Ernährungsweise diesbezüglich kaum etwas verändert. Wir greifen instinktiv immer noch zu jenen Stoffen, die unser Überleben Jahrmillionen so zuverlässig gesichert haben.

Fraglos ist die diabetogene Stoffwechsellage, in die die Maststoffliebe uns treibt, auf Dauer höllisch ungesund. Die Nachteile kommen heute sogar noch viel stärker zum Tragen, denn mit der gestiegenen Lebenserwartung haben die ganzen über Maststoffe angestoßenen Krankheitsprozesse genug Zeit, ihre volle Zerstörungskraft zu entfalten. Ein voll ausgebrochener Diabetes ist dabei nur eine von etlichen möglichen Gesundheitsfolgen … Ohne die Fortschritte der modernen Medizin würden die gesundheitlichen Folgen unsere Lebensqualität und Lebenserwartung sogar noch weit mehr beeinträchtigen.

Die gesundheitliche Bilanz einer maststoffarmen Kost wäre heutzutage absolut positiv. Doch die Wirklichkeit sieht leider anders aus. Und so explodiert, obwohl wir in der Regel keinen hohen Fettaufbaubedarf mehr haben, die Menge an Maststoffen in unserem Essen. Wir leben heute in einem Maststoffparadies, von dem unsere Vorfahren nur träumen konnten. Für sie waren Maststoffe eine äußerst begehrte Mangelware. Noch dazu waren die alten »Standardmasttricks« wie süße Beeren, Honig oder Apfelkompott gegen Chicken Nuggets, Limonade oder sautierten Tofu nichts als eine schwache Ouvertüre.

Heutzutage trifft also ein geringer Maststoffbedarf auf eine konzertierte Maststoffattacke – während gleichzeitig ein regelrechter Schlankheitskult betrieben wird. Kein Wunder, dass Abnehmdiäten Dauerthema sind, genauso wie ihr notorisches Versagen. Wunschziel und Wirklichkeit nähern sich immer mehr den entgegengesetzten Polen.

Das Ganze wird noch erschwert durch die biologisch offenbar fest in uns verankerte besondere Empfänglichkeit für eine diabetische Stoffwechsellage. Immerhin sind wir die einzige Spezies, bei der viele Artgenossen mit massiven Übergewichtsproblemen zu kämpfen haben. Der Artensprung des dicken Problems gelingt allenfalls, sobald wir unsere Haustiere den Raffinessen humaner Kost aussetzen.

DAS ENERGIESPARPROGRAMM IM ERBGUT

Als der US-amerikanische Genetiker James Neel 1962 seine »Thrifty Gene Hypothesis« veröffentlichte, war es für die Wissenschaft noch ein Mysterium, warum Diabetes so gehäuft auftrat. Neels Theorie war ein Versuch, diese fraglos hoch ungesunde Neigung zu erklären. Er vermutete, dass »sparsame« Gene im menschlichen Erbgut eine außergewöhnlich effiziente Nahrungsaufnahme und -verwertung ermöglichten, mit der Jahrmillionen ein Überlebensvorteil verbunden gewesen sein musste, die jedoch durch den Fortschritt und die damit einhergehende Nahrungssicherheit zur Gefahr für die Gesundheit geworden waren, weil durch sie das Risiko für einen Diabetes steigt. Im Kern hat Neel die Problematik damit schon damals erkannt.

Professor Dr. Richard Johnson von der Universität Colorado hält gleich zwei bereits länger bekannte Genmutationen für entscheidende Antreiber beim Fettaufbau des Menschen. Sie unterstützen massiv den biologischen Fettaufbaueffekt von natürlichen Maststoffen wie Fruktose, sodass überreife Früchte bei uns noch weit nachhaltiger wirken als bei Bären oder Erdhörnchen.

Hinzu kommt eine weitere Besonderheit des Menschen: Er hat etwa zehnmal so viele Fettzellen, wie ihm im Vergleich zu anderen Spezies zustehen würden – und kann in seinem Körper somit Fettreserven speichern wie kein anderer. Dies belegt noch einmal: Die Option für massives Übergewicht ist in unserer Biologie eingebaut. Der Mensch ist auch hier ein Unikum, nur dass ihm das weit weniger Ruhm verschafft als die Beherrschung der Sprache und des Feuers.

Das tief in unseren Genen eingravierte Alternativprogramm zum ausgedehnten Fettaufbau ist demnach keine Krankheit und nicht einmal wirklich eine Stoffwechselentgleisung. Es ist vielmehr eine Anpassungsreaktion, die Hunger und den noch schlimmeren Hungertod verhindern soll. Fürs schiere Überleben werden alle damit einhergehenden Schadprozesse im Organismus in Kauf genommen – zumal die Hoffnung besteht, dass dies nur vorübergehend erforderlich ist.

Die entscheidende Frage ist somit: Wecken wir das in unseren Genen eingeschriebene Notprogramm zu Recht aus seinem Schlummer? Und wenn ja, in welchem Maße? Ist eine solche Anpassung überhaupt angesagt? Im ganzjährigen Nahrungsüberfluss lautet die Antwort eindeutig dreimal: Nein! Für den modernen Menschen hat es nur Nachteile, den Stoffwechsel in Richtung füllige Figur zu manipulieren – ganz abgesehen davon, dass genau diese viele geradezu verzweifelt zu verhindern versuchen. Doch ausgerechnet jetzt bombardieren wir unseren Stoffwechsel in ungekannten Ausmaßen mit Maststoffen. Ausgerechnet jetzt fahren wir dieses Ur-Bioprogramm zum Fettaufbau mit ungekannter Macht hoch.

ÜBERGEWICHT UND DIABETES AUF DEM VORMARSCH

Was in Zeiten der »Thrifty Gene Hypothesis« bereits als schwerwiegende Herausforderung angesehen wurde, obwohl die Zahl der Betroffenen deutlich geringer war als heute, versetzt seit einigen Jahren nicht nur die Fachwelt in eine Krisenstimmung: Fettleibigkeit und Diabetes. Allein in Deutschland sind mittlerweile 57 Prozent der Erwachsenen übergewichtig, etwa ein Viertel ist sogar fettleibig oder, wie es in der Medizin heißt, adipös. Über sieben Millionen haben Diabetes, zwischen 1989 und 2007 hat der Anteil an Erkrankten um die Hälfte zugenommen.

In den USA sieht es noch schlimmer aus: Schon 40 Prozent der erwachsenen Bevölkerung sind dort adipös. Selbst bei Kindern unter sechs Monaten gibt es eine regelrechte Fettleibigkeitsepidemie. Bei mehr als der Hälfte der erwachsenen US-Amerikaner steigt der Blutzucker schon auf ungesunde Höhen. 14,3 Prozent haben Typ-2-Diabetes, weitere 38 Prozent bereits einen Prädiabetes, die Vorform der Zuckererkrankung.

Längst beschränkt sich das Problem auch nicht mehr auf die reichen Industrieländer. In China etwa litt 1980 nur ein Prozent der erwachsenen Bevölkerung unter Diabetes, 2013 wurde diese Zahl von Experten auf erschreckende 11,6 Prozent geschätzt. Einige Golfstaaten haben sogar schon die 20-Prozent-Marke überschritten. Vier Fünftel der weltweit etwa 382 Millionen von Diabetes Betroffenen leben heute in Entwicklungsländern.

Dass diese Zahl der Krankheitsfälle innerhalb weniger Jahre auf kaum vorstellbare Weise derart explodieren konnte, ist ein deutliches Zeichen dafür, dass es irgendeinen Umweltfaktor, eine massiv treibende Kraft geben muss, die die Entwicklung voranpeitscht. Genveränderungen allein können dafür nicht verantwortlich sein – auch wenn das menschliche Erbgut die Grundlage schafft, dass der treibende Faktor derart fulminant seine Wirkung entfalten kann.

Hoher BMI, hohes Diabetesrisiko?

Nach gängiger Sichtweise sind Übergewicht und Diabetes genau wie deren epidemische Ausbreitung Folgen eines gigantischen Energieüberschusses. Nach dieser zugegebenermaßen doch sehr simplen Formel von der Energiebilanz gelten sie als eine Art Überfüllungssyndrom – wir nehmen im Verhältnis zu dem, was wir verbrauchen, zu viele Kalorien zu uns –, das sich mit viel Willen und strenger Kalorienkalkulation beenden ließe.

In dieser Theorie kommen keine Substanzen vor, die den Energiestoffwechsel und den Appetit manipulieren. Der Dreischritt lautet stattdessen: Erst essen wir zu viel, dann wiegen wir zu viel und schließlich entsteht Diabetes. Aber ist dieses Bild tatsächlich noch haltbar? Längst nicht alle stark übergewichtigen, also adipösen Menschen entwickeln eine Insulinresistenz. Etwa 20 Prozent von ihnen haben einen gesunden Stoffwechsel. Auf der anderen Seite sind über ein Drittel der Menschen, bei denen Diabetes diagnostiziert wird, gar nicht übergewichtig. In China beträgt der durchschnittliche BMI bei Menschen mit Diabetes sogar »schlanke« 23,7 – ein Wert deutlich unter der 25er-Grenze zum Übergewicht und noch weiter entfernt von der gefürchteten Grenze zu Adipositas.

Schon das lässt zweifeln, dass Übergewicht die entscheidende Ursache für Diabetes sei. Es stimmt zwar, dass Übergewicht ein Risikofaktor ist, also häufig im Zusammenhang mit Diabetes auftritt. Doch Risikofaktor bedeutet nicht automatisch, dass das eine das andere bedingt. Risikofaktor und Krankheit können auch deshalb gemeinsam auftreten, weil sie beide von derselben Ursache angetrieben werden – zum Beispiel von einer Insulinresistenz.

Immer wieder hat man versucht, allzu üppige Fetteinlagerung als diejenigen Stoffwechselstörer festzumachen, die letztendlich zu Insulinresistenz und Diabetes führen. Das gilt insbesondere für das innere oder viszerale Bauchfett. Tatsächlich jedoch ist zwar der eine oder andere Problemstoff identifiziert, den dieses hochaktive Stoffwechselorgan abgibt. Mehr als eine verschlimmernde Wirkung kann dem tranigen Organ aber nicht unterstellt werden. Die treibende Kraft in der Stoffwechselkatastrophe ist es eindeutig nicht. Selbst wenn man übergewichtigen Diabetikern das innere Bauchfett absaugt, also das vorgeblich krank machende Organ entfernt, bessert sich die Krankheit nicht auffällig. Offenbar macht uns also nicht das Fett im Körper stoffwechselkrank. Es ist selbst nur die Folge einer anderen Ursache – insbesondere der Insulinresistenz.

Anders sieht es aus, wenn Menschen mit starker Adipositas und Diabetes der Magen verkleinert wird. Hier gibt es hinsichtlich des Diabetes spektakuläre Heilungsraten von bis zu 80 Prozent. Oft verschwindet die Erkrankung innerhalb weniger Wochen. Der Blutzucker normalisiert sich und es muss kein Insulin mehr gespritzt werden – teils selbst nach jahrzehntelanger Fehlsteuerung des Stoffwechsels. Sobald die Zufuhr von Unmengen an Kalorien, vor allem aber an Maststoffen drastisch sinkt, fällt nämlich schnell auch die Insulinresistenz ab. All das geschieht lange bevor es zu nennenswertem Gewichtsabbau kommt und ein als gesund angesehenes Körpergewicht erreicht wird.

Derart massive Veränderungen innerhalb kurzer Zeit sind möglich, weil früher saisonal ein rapider und gigantischer Fettaufbau mit Maststoffen möglich sein musste: Maststoffe müssen rasch und tief greifend wirken und den Stoffwechsel völlig ummodeln. Um diesen Fettaufbaumodus aufrechterhalten zu können, müssen permanent großzügige Mengen Maststoffe nachgeliefert werden. Schließlich repariert der Körper stets dagegen an. Wer also einmal längere Zeit im Mastmodus läuft, sorgt instinktiv für steten Maststoffnachschub – egal, ob mit Marmeladentoast oder Pizza.

Genauso aber gilt: Versiegt der Maststoffnachschub, rutscht der Körper bald wieder zurück ins Normalprogramm. Nur der Status an Körperfett tippelt eher zögerlich hinterher – genau das soll er ja auch, damit die Reserven möglichst lange reichen.

Aus diesem Grund lässt sich wie bei der Magenverkleinerung auch bei Reduktionsdiäten bald ein erheblicher Rückgang der Insulinresistenz messen. Mit radikalen Formen, also der Beschränkung auf 300 oder 600 Kalorien pro Tag über drei bis fünf Monate, lässt sich ein Diabetes in vielen Fällen ebenfalls umkehren. Auch hier ist wieder zu beobachten: Erst geht die Insulinresistenz zurück, dann – mit Zeitverzögerung – das Gewicht.

Allerdings kranken Abnehmdiäten bekanntlich gerne daran, dass wir nach einer bestimmten Zeit wie von alleine wieder in den ungesunden vorherigen Zustand zurückkehren. Das liegt im Wesentlichen daran, dass es einfach unglaublich schwer ist, sich beim Essen und beim Sport langfristig an strikte Vorgaben zu halten. Selbst nach einer Magenverkleinerung kann es passieren, dass irgendwann wieder wie früher gevöllt wird.

Offensichtlich gibt es Kräfte, die uns gegen unseren Willen zurück zum höheren Gewicht treiben. Und sie geben nicht etwa Frieden, wenn wir endlich von dem angeblich ungesunden Extraspeck befreit sind. Im Gegenteil: Sie »verstummen« erst dann, wenn der Extraspeck wieder da ist – am besten noch mit einem großzügigen Plus, damit wir gar nicht erst auf die Idee kommen, die ganze Diätsache noch einmal zu wagen. Seit Jahrzehnten verkaufen sich Abnehmratgeber und Diättitel von Zeitschriften hervorragend. Schon mit 17 Jahren haben die Hälfte der Mädchen versucht abzunehmen, von den erwachsenen Frauen sind es etwa zwei Drittel, von den Männern ein Drittel. Und das alles, obwohl die Erfolge nachweislich sehr bescheiden sind.

Fraglos schaffen es einige Menschen, ihr Gewicht erheblich und vor allem dauerhaft zu reduzieren. Doch sie sind die Ausnahme. Nach zwei Jahren typischer Abnehmdiät bleibt im Schnitt nur ein Gewichtsminus von ein bis zwei Kilogramm. Angesichts der enormen Bemühungen ein harter Schlag.

Ähnlich ist es mit Sport, der für viele Menschen längst praktizierte Pflicht geworden ist, um den Kalorienverbrauch zu erhöhen und die Kalorienzufuhr zu drosseln – entsprechend der

Philosophie von der Energiebilanz. Wo früher in den Stadtparks Familien flanierten, traben heute Schwärme von Joggern aller Altersklassen. Fitnessstudios erleben seit Jahren einen Boom. Auch dieser Teil des Western Lifestyle goes global – nicht nur Übergewicht und Diabetes. Doch zweifellos bringt Sport gesundheitlich viel. Die Gewichtsreduktion hingegen ist in der Regel bescheiden und liegt weit unter dem, was sich viele, die sich auf Laufband und Crosstrainer abmühen, von ihren Mühen versprechen.

Das Scheitern von Diäten und Sportprogrammen sind weitere starke Argumente dafür, dass es zumindest einen wesentlichen Faktor geben muss, der sich unter den bisherigen Maßnahmen weitgehend dem Zugriff entzieht. Ja, wir essen zu viel im Verhältnis zu unserem Bedarf. Das steht außer Frage. Es geht jedoch darum, warum wir das tun, wenn wir die Konsequenzen so sehr fürchten. Essen wir wirklich einfach nur deshalb so viel, weil das Angebot so groß ist? Anders formuliert: Stimmt etwas nicht mit uns oder stimmt etwas nicht mit dem Essen? Mit dem vereinfachten Modell von der Kalorienbilanz allein lässt sich auf jeden Fall nicht erklären, warum immer mehr Menschen ungewollt in diese Lage geraten und warum es ihnen so unendlich schwerfällt, wieder aus ihr herauszukommen.

UNERKANNTES KRANKHEITSRISIKO

Das Problem ist viel größer als allgemein angenommen, denn es sind weit mehr Menschen im Mastmodus eingestellt, als sie es selbst ahnen. Alle sind betroffen, nicht nur Menschen mit sichtbarem Übergewicht oder nachgewiesenem Diabetes. Kaum einer von uns schafft es im heutigen Maststoffparadies, den Risikostoffen für die Gesundheit zu entgehen. Das gilt umso mehr, wenn man nichts von ihnen weiß und stattdessen nur auf die Kalorien starrt. Deswegen belasten sich selbst viele Gesundheitsbewusste, Bioeinkäufer und Vegetarier mit Maststoffen. Das

WIE WÄR'S MIT EINEM NEUEN BLICKWINKEL?

Bei den Überlegungen und Forschungen, wie sich Übergewicht vermeiden lässt, hat ein Punkt bisher überraschend wenig Beachtung gefunden: Was stellen Menschen und auch Tiere an, wenn sie übergewichtig werden und Fettdepots aufbauen wollen? Dadurch nämlich lässt sich lernen, was man besser nicht tun sollte, wenn man genau das nicht will: fett werden.

Schlimme daran: Wenn in der Folge irgendwann Gesundheitsstörungen auftreten, werden sie nicht mit den Stoffwechselmanipulatoren in Zusammenhang gebracht.

Wo sitzt das Fett?

Nicht immer machen sich die von Maststoffen aufgeplusterten Fettdepots in Form eines Doppelkinns oder von Speckröllchen über dem Hosenbund bemerkbar. Genauso können sie sich auch unsichtbar im Bauchinneren verstecken. Die Amerikaner haben dafür, wie so oft, ein knackiges Akronym gefunden: TOFI – thin on the outside, fat on the inside (außen dünn und innen dick).

Die »unsichtbaren« Fettdepots im Bauch sind nur im Kernspintomografen zu erkennen, werden also im Regelfall nie entdeckt. Dabei wären sie ein weit stärkeres Alarmzeichen für gesundheitliche Risiken als so manch andere offensichtliche Fetterhebungen. Das Risiko für Herz-Kreislauf-Erkrankungen etwa ist bei Schlanken mit ausgeprägtem inneren Bauchfett deutlich höher als bei vielen Menschen mit Übergewicht – ja selbst mit schwerster Adipositas.

Egal ob äußerlich dick oder dünn, kann es durch die »Maststoffdiät« zudem zu starken Fetteinlagerungen in der Leber kommen. Bei einem Viertel der Erwachsenen hat der Fettpegel in diesem wichtigen Stoffwechselorgan bereits ein krankhaftes Niveau erreicht. Sie haben eine sogenannte nichtalkoholische Fettleber entwickelt – die übrigens häufig auch bei einer Insulinresistenz auftritt.

Dauerhaft erhöhte Insulinspiegel bringen noch eine ganze Reihe gesundheitlicher Risiken mit sich. Unter anderem fördert Insulin nämlich nicht nur das Wachstum von Fettzellen, sondern von Zellen überhaupt – im schlimmsten Fall auch das von Tumorzellen. Bei Frauen stört es die Eierstockfunktion und erhöht die Bildung vom vermännlichenden Hormon Testosteron. Offenbar fördert eine Insulinresistenz sogar die Entstehung von Alzheimer-Demenz, weil der hohe Insulinspiegel im Blut ein Abbauenzym auf Trab hält, das sonst Eiweißablagerungen entsorgt, die sich im Gehirn ansammeln.

ROUTINEUNTERSUCHUNG? LEIDER NEIN!

Eine Insulinresistenz bleibt in der Regel lange unentdeckt, weil in der Routineuntersuchung das Blut nicht danach untersucht wird. Was erhoben wird, ist der Nüchternblutzucker. Solange jedoch die Bauchspeicheldrüse mit immer mehr Insulin gegenhält und die Glukose aus dem Blut putzt, scheint alles normal. Erschreckend angesichts der Tatsache, dass eine mehr oder minder stark ausgeprägte Insulinresistenz im heutigen Maststoffparadies ein echtes Massenphänomen ist. Das dokumentiert der katastrophale Anstieg der Insulinspiegel bei Gesunden: Seit den 1970er-Jahren sind es mehr als 200 Prozent plus. Der häufigste Grund dafür ist die Insulinresistenz.

Entzündungen, die heimliche Gefahr

Wie Übergewicht wird auch die Insulinresistenz gemeinhin als eine Art Überfüllungssyndrom angesehen: Weil über lange Zeit viel zu viel Glukose angeliefert wurde, können die Muskelzellen sie irgendwann nicht mehr aufnehmen. Sie verschließen ihre »Tore« bis auf einen winzigen Spalt, durch den sich nur noch ganz wenig Glukose aus dem Blut zwängen kann.

Als ultimatives Gegenrezept gilt vielen die Low-Carb-Ernährung mit wenig Glukose aus Zucker und Stärke aus Brot, Reis, Nudeln und Kartoffeln.

Fraglos ist die Überfüllung ein wichtiger Faktor. So erhöht beispielsweise eine höhere Konzentration an freien Fettsäuren in den Muskelzellen nachweislich die Insulinresistenz. Aber das ist noch nicht alles und erklärt auch nicht, warum der Körper nicht einfach entsprechende Gegenmaßnahmen hochfährt, indem er zum Beispiel die ausgleichende Wärmebildung und das Sättigungsgefühl »anknipst«. Auch wenn die Entstehungsgeschichte der Insulinresistenz noch nicht vollständig geklärt werden konnte, weiß man also, dass Überfüllung nicht alles sein kann. Es müssen noch weitere Faktoren beteiligt sein. Eine ganz entscheidende Bedeutung kommt dabei leise vor sich hin schwelenden entzündlichen Prozessen zu.

Versteckte Entzündungen sind nachweislich die treibende Kraft hinter Krankheiten wie Gefäßwandschäden und dem damit einhergehenden Risiko für Herzinfarkt und Schlaganfall. Demenzkrankheiten, die einstmals vor allem als Verfall (degenerativ) angesehen wurden, werden heute ebenfalls mit Entzündungen assoziiert. Und auch bei Diabetes besteht nachweislich eine Verschiebung in Richtung Entzündung im Körper. Das Gefährliche daran: Auch wenn auf molekularer Ebene ein wahrer Abnutzungskrieg tobt, bleibt der Prozess für den Betroffenen meist unbemerkt. Denn anders als auf eine Attacke von Krankheitserregern reagiert der Körper nicht mit Schmerzen oder Rötungen. Die entzündlichen Prozesse, die bei einer Gewebsschädigung in Gang kommen, glimmen vielmehr still vor sich hin und bleiben daher lange unentdeckt.

Derartige Entzündungen werden oft von prooxidativen Substanzen ausgelöst, etwa von freien Radikalen, die den Zellmembranen, Proteinen oder – besonders problematisch – dem Erbgut das ihnen selbst fehlende Elektron entreißen. Die darauffolgenden körperinternen »Aufräumarbeiten« gehen oft mit deutlicher Entzündungsaktivität einher.

Viele Maststofftypen lösen genau diesen oxidativen Stress aus und erhöhen dadurch nachweislich die Insulinresistenz – losgelöst von den Kalorien. Dass sie auf dieselbe Weise natürlich auch andere durch stumme Entzündungsprozesse vorangetriebene Krankheiten befeuern, macht es nicht besser.

MANGEL IM ÜBERFLUSS

Was viele nicht wissen: Insulinresistenz entwickelt sich überraschend schnell, jedes Gericht kann direkt Einfluss auf sie nehmen. So kappt ein Menü, das reich an bestimmten Maststoffen ist, sofort einen bedeutenden Teil der Insulinwirkung. Normalerweise öffnet das Hormon nach einer Mahlzeit auch jene feinsten Äderchen in den Muskeln, die gerade aus Ruhegründen geschlossen sind. Über diese Kapillarnetze werden mehr Muskelzellen ans Netz angeschlossen und es kann mehr Glukose aus dem Blut abgeschöpft werden. Vermittler dieser Insulinwirkung ist ein in den Gefäßwänden gebildeter Signalstoff: Stickstoffmonoxid, kurz NO. Mit den richtigen Maststoffen auf dem Teller, Chicken Nuggets und Pommes zum Beispiel, wird das empfindliche NO aus dem Verkehr gezogen und damit ein wichtiger Teil der Insulinwirkung torpediert. Maststoffe verhindern somit über die erzeugte Insulinresistenz nicht nur, dass die Glukose in die Muskelzellen gelangt, sondern teilweise auch, dass sie überhaupt in deren Nähe kommen. Stattdessen wird die Energie direkt an die Fettzellen weitergeleitet. Ideal für den üppigen Reserveaufbau, fatal für Figur und Gesundheit.

Doch damit nicht genug. Die Maststoffe stören auch noch an einem anderen entscheidenden Punkt die normalen Abläufe im Energiestoffwechsel: Sie attackieren die Kraftwerke der Zellen, die sogenannten Mitochondrien, in denen Energie gewonnen wird. Statt Adenosintriphosphat, kurz ATP, die Zellenergie für den Sofortverbrauch, bilden die Mitochondrien daraufhin Fett für die Zukunft. Ein Schlüsselereignis für den massiven Fettaufbau. Das wäre halb so schlimm, wenn auf eine saisonale Fettaufbauphase wie bei Bären und Zugvögeln eine Kurphase folgen würde. Die Mitochondrien könnten sich dann erstaunlich rasch erholen. Doch die Regenerationsfähigkeit der »Arbeitstiere« im Zellinneren kommt nur dann zum Zug, wenn die Belastung mit Störstoffen wieder heruntergefahren wird. Und genau das geschieht für gewöhnlich nicht, weil uns die Maststoffliebe auf noch mehr Maststoffliebe polt.

Eine Folge der massiven Energieumleitung im Mastmodus, gerade an den Mitochondrien, ist dabei von zentraler Bedeutung für den Fettaufbau: Weil die Muskelzellen zwar voller Energie sind, aber eben nicht voller Verbrauchsenergie, also dem Zellspiritus ATP, fahren die Muskeln ihre Aktivität herunter und signalisieren Müdigkeit. Auf diese Weise soll verhindert werden, dass wir durch Bewegung womöglich noch zusätzlich Energie verbrauchen. Stattdessen erhält unser Gehirn das Signal, dafür

DOPPELWIRKUNG

Die Energie im Mastmodus wird gleich an zwei Stellen vom Verbrauch zur Speicherung umgeleitet: an der Hülle der Muskelzelle, der Membran, und im Inneren, an den Mitochondrien.

zu sorgen, dass wir doch bitte bald wieder Nahrung aufnehmen. Damit beginnt ein teuflischer Kreislauf: Die nächste Portion Kalorien geht nämlich erneut größtenteils in den Fettaufbau, sodass hier eine Runde die nächste einläutet und der Mastmodus auf Hochtouren läuft. Von der Natur ist das durchaus so gewollt, schließlich kann saisonaler Fettaufbau nur funktionieren, wenn die normale Sättigung ausgehebelt ist.

Was bei manchen Tieren unter der Attacke von Maststoffen im Jahresrhythmus passiert, ist bei vielen Menschen mit Übergewicht nachweislich der normale Betriebsmodus: Übergewichtige haben weniger ATP in den Muskeln und in der Leber. Das ist Grund genug, Nahrung nachzufordern. Tatsächlich werden Menschen mit Übergewicht von der gleichen Portionsgröße weniger satt als Normalgewichtige. Sie essen aber nicht »einfach so« mehr, sondern folgen dem Druck ihrer Biologie.

Angesichts des ATP-Defizits in den Muskeln ist es auch kein Wunder, dass Übergewichtige beim Sport schneller ermüden und diesen daher oft nicht so gut »vertragen«. Sie müssen sich viel mehr überwinden, denn ihr Körper signalisiert ihnen stets, dass es besser wäre, genau das Gegenteil zu tun: sich nicht zu bewegen. Tatsächlich zeigt eine langjährige Studie, dass oft zunächst das Übergewicht entsteht und erst dann die Bewegungsaktivität eingeschränkt wird. Wenig Sport ist demnach nicht die Ursache, sondern eine Folge zu vieler Pfunde – und verschärft das Dilemma, wenn es einmal eingetreten ist. Übergewichtige sind von Kopf bis Fuß im Energiespeichermodus. Eigentlich ein geniales Bioprogramm, wenn es darum geht, Extrapfunde für erwartete magere Zeiten anzulegen. Aber eben auch nur dann.

Es ist zugegebenermaßen erst einmal schwer zu verstehen, dass im totalen Energieüberfluss ein Mangel herrschen soll – und das auch noch gerade dort, wo es darauf ankommt: in den Verbraucherzellen. Biologisch ist jedoch genau das sinnvoll, um den Appetit zu steigern und den Energieverbrauch zu senken. Allerdings hat die Natur sicher nicht damit gerechnet, dass wir irgendwann einmal solchen Unmengen an Maststoffen ausgesetzt sind wie heute und dass diese, wie Fruktose oder Glutamat, hochrein in Massen produziert und massenhaft überall untergemischt werden. Damit nämlich läuft das ursprüngliche »Notprogramm zum Überleben« ständig auf Hochtouren – ausgerechnet jetzt, wo wir es gar nicht mehr brauchen.

STECKBRIEF MASTSTOFFE

Maststoffe …

◇ leiten mehr Nahrungsenergie vom Verbrauch in die Speicherung

◇ steigern den Appetit

◇ senken den Energieverbrauch

LUST AUF MEHR

Wo auch immer auf der Welt die westliche Ernährungsweise eingeführt wird, steigen Übergewicht und Diabetes mit zeitlichem Abstand steil an. Das haben Forscher immer und immer wieder beobachtet. Noch 1923 beschrieb William Burrows die Bewohner des Südseeatolls Tokelau wie folgt: »Nur selten sieht man einen alten Mann oder eine alte Frau, die plump geworden sind. Vor allem die Frauen behalten ihre Figur bis ins fortgeschrittene Alter.« Und heute? Sind zwei Drittel der Tokelauer adipös, bei fast 38 Prozent wurde ein Diabetes diagnostiziert.

Eine verhängnisvolle Übergewichts- und vor allem Diabetesepidemie erleben auch die in Arizona lebenden Pima-Indianer, unter ihnen sind ebenfalls 38 Prozent von der Zuckerkrankheit betroffen. Dabei hatten Durchreisende sie in den 1840er-Jahren noch als athletisch, lebhaft und gesund beschrieben. Doch kurz danach kam Hungersnot – und daraufhin die westliche Ernährung.

Die Pima zeigen besonders deutlich, dass es die Industrienahrung ist, die den Unterschied macht – nicht nur, weil das Problem nach deren Einführung regelrecht explodierte. 1994 ergab eine Untersuchung mit Stammesgenossen in Mexiko, die lange Zeit weitgehend traditionell lebten, dass das durchschnittliche Gewicht bei einer Körpergröße von 1,60 Meter dort bei 64,2 Kilogramm lag, während die Pima aus Arizona im Schnitt 90,2 Kilogramm auf die Waage brachten. Zwölf Jahre später zeigte ein Vergleich, dass 38 Prozent der US-Pima Diabetes hatten, während es bei den mexikanischen Pima »nur« 6,9 Prozent waren, nicht einmal ein Fünftel.

Noch deutlicher zeigt eigentlich nur die zu Japan gehörende Palmeninsel Okinawa, welche Nachteile die westliche Ernährungsweise mit sich bringt. Bis vor Kurzem galt die Insel wegen der ausnehmend guten Gesundheit ihrer Bewohner und der vielen fitten Hundertjährigen weltweit als Vorzeigemodell. Doch leider entwickelte die örtliche Jugend eine besondere Schwäche für die Verlockungen westlicher Ernährung und Fast Food – und jetzt haben die Inselbewohner den größten Anteil an Adipösen in Japan. Weil die verhängnisvolle Entwicklung intensiv erforscht und dokumentiert wurde, wird der ursächliche Zusammenhang immer klarer: Die westliche Ernährung bringt fraglos nicht nur viele Kalorien, die waren auch schon vorher da. Sie liefert dazu noch ein gewisses Extra in besonders hoher Dosis. Und dieses gewisse Extra sind die Maststoffe.

Ebenso spektakulär und dabei noch beweiskräftiger sind »Versuche« in die entgegengesetzte Richtung, bei denen Ureinwohner mit Diabetes sich wieder traditionell ernährten: Zehn erkrankte australische Aborigines kehrten im Rahmen einer Studie in ihr Homeland zurück, wo sie ihr Essen zum Teil noch selbst jagten. Nach nur sieben Wochen hatte sich ihr Diabetes dramatisch verbessert. Ihr Nüchternblutzucker halbierte sich beinahe, genauso wie der Insulinspiegel. Im Schnitt nahm jeder Teilnehmer innerhalb der sieben Wochen acht Kilogramm ab. Dabei sollte doch nur wieder traditionell gegessen werden – nicht mehr. Bewusstes Kaloriensparen? Keine Spur! All die Fragen, die für gewöhnlich Diäten bestimmen – wie viele Kalorien sind erlaubt, gibt es weniger oder mehr Kohlenhydrate, weniger oder mehr Eiweiß, weniger oder mehr Fett –, spielten keine Rolle. Hauptsache, man aß wieder traditionell.

Andere Studien unter Ureinwohnern mit Diabetes, beispielsweise nordamerikanischen Indianern und Hawaiianern, kamen zu ähnlichen Ergebnissen, wenn diese zu ihrer ursprünglichen Ernährung zurückkehrten. Auch wenn es sich um kleine Studien handelt, ist der Erfolg doch verblüffend und gibt allemal Grund zu großer Hoffnung. Es bräuchte demnach keine Radikalmaßnahmen, um Diabetes rückgängig zu machen. Man muss sich weder einer Magenverkleinerung unterziehen noch lebenslang eine Minikaloriendiät plus rigoroses Sportprogramm durchführen. Man braucht sich nur von der »modernen« westlichen Ernährungsweise zu verabschieden.

DIE »CAFETERIADIÄT«: TURBOMASTKOST AUS DEM SUPERMARKT

Nichts belegt deutlicher, wie ein Übermaß an Maststoffen den Appetit und den Energiestoffwechsel manipuliert und deswegen der zentrale Antreiber für Übergewicht und Diabetes ist, als die sogenannte Cafeteriadiät.

Wollen Wissenschaftler, zum Beispiel um das metabolische Syndrom oder Diabetes zu erforschen, dass ihre Versuchstiere übergewichtig werden, füttern sie sie normalerweise so, dass rund 40 Prozent der Kalorien aus Fett bestehen. Für Nager ist das bereits die absolute Megadosis, eine noch höhere Kaloriendichte ließe sich diesen Tieren kaum füttern. In den 1970-Jahren wollte der Student Anthony Scalfani deswegen etwas anderes ausprobieren. Als er bemerkte, dass bunte Frühstückzerealien für Kinder bei den von ihm betreuten Laborratten hervorragend ankamen, fütterte er »seine« Tiere anstelle der sonst üblichen speziell ausgetüftelten Fertignahrung mit Essen, das eigentlich für Menschen gedacht war. Er nannte diese beliebig im Supermarkt zusammengekaufte Testkost »Cafeteriadiät«. Zur täglichen Nahrung zählten ab nun sowohl Speisen, deren gesundheitliche Unbedenklichkeit schon länger infrage stand, wie Brownies, Knabberzeug oder Käsekuchen, aber auch solche Lebensmittel, die eigentlich harmlos erschienen, wie Hefebrot und Cheddarkäse.

Die Labortiere reagierten auf die neue Nahrung mit einer fulminanten Gewichtszunahme. Innerhalb von nur zehn Wochen stieg ihre Körpermasse im Vergleich zur normalerweise für die Gewichtszunahme verabreichten fettreichen Ernährung um mehr als das Doppelte.

Bei den entsprechend gefütterten Tieren ließ sich nicht nur eine nichtalkoholische Fettleber nachweisen, sie bildeten auch Unmengen an Insulin und entwickelten eine besonders ausgeprägte Insulinresistenz. Der Stoffwechselweg, der Verbrauchsenergie in Depotenergie umwandelt und in den Fettzellen festsetzt, lief bei ihnen demnach auf Hochtouren. Interessanterweise zeigte sich das jedoch nicht in ihrem Nüchternblutzucker. Während das Masthormon Insulin den Stoffwechsel überschwemmte, gab der klassische Laborwert Entwarnung – zu Unrecht, wie sich noch herausstellen sollte.

Der Stoffwechsel entglitt auch an anderen Stellen: In der Leber kam es zu Entzündungsprozessen, die dort ebenfalls eine Insulinresistenz auslösten. Und die Inselzellen der Bauchspeicheldrüse bildeten zwar weiterhin superfleißig Insulin, zeigten jedoch bereits starke Veränderungen in ihrem Erscheinungsbild: ein deutlicher Hinweis auf einen bestehenden Notstand.

Was das Thema Appetit anging, kamen die Forscher ebenfalls zu einem spannenden Ergebnis: Bei jenen Versuchstieren, die mit der schnöden Vollfett-Dickmach-Kost vom Tierfutterproduzenten vorliebnehmen mussten, waren die natürlichen Ausgleichsmechanismen noch intakt: Die Nager versuchten gegen die Folgen der Kalorienmast anzukämpfen, indem sie weniger fraßen. Bei den Cafeteria-Tieren sah das ganz anders aus: Sie erhöhten ihren Kalorienverzehr um 25 bis 30 Prozent – ein Mehrkonsum, dessen Auswirkungen auf lange Sicht einen geradezu astronomischen Gewichtsaufbau ermöglicht. Zum Vergleich: Theoretisch genügen bei einem Erwachsenen ab 30 Jahren schon weniger als die Kalorien eines einzigen Apfels zusätzlich am Tag, um innerhalb eines Jahres ein Kilo zuzunehmen. Wie hoch schnellt die Waage dann erst bei einem Kalorienplus von 25 oder sogar 30 Prozent nach oben?

Anthony Scalfanis Experiment zeigt deutlich, dass irgendetwas in der Nahrung aus dem Supermarkt steckt, das unser Essverhalten und die Kalorienaufnahme heimlich steuert. Und solange diese Maststoffe uns derart fest am Haken haben, scheinen gut gemeinte Appelle wenig zu bringen. Um wirklich etwas zu erreichen, müsste man schon die Stoffwechsel- und Appetitmanipulatoren in der Nahrung verringern.

UNBEKANNTE VERFÜHRER

Die rätselhafte Verführungskraft einiger Cafeteriaspeisen kennt vermutlich jeder. Bei vielen Nahrungsmitteln fällt es schwer, einfach nach der ersten Portion mit dem Essen aufzuhören. Klassiker sind hier sicher die Chips, aber auch andere Speisen üben einen merkwürdigen Sog aus – und es ist eine echte Herausforderung, die Finger von ihnen zu lassen.

Einmal auf Cafeteriakost gepolt, scheint »normaler« Nahrung irgendwie etwas zu fehlen: Eine gute Tomatensoße kann dann gegen Ketchup verlieren und ein Naturjoghurt mit frischem Obst schmeckt im Vergleich zu einem fertig gekauften Fruchtjoghurt mit stark gezuckerter Fruchtzubereitung irgendwie fade. Kein Wunder, dass Scharen besorgter Eltern regelmäßig verzweifeln, wenn sie versuchen, ihren Kindern gedünstetes Kabeljaufilet statt Fischstäbchen, Vollkornbrot statt Schokomüsli oder Leitungswasser statt Limo schmackhaft zu machen. Die Erfolgsquote ist überschaubar, und selbst wenn ein Etappensieg errungen wurde, wartet hinter der Kühlschranktür oder in der Keksdose schon bald das nächste Streitobjekt.

Dass es sehr oft Maststoffe sind, die uns derart in den Bann ziehen, ist noch weitgehend unbekannt. Dabei locken heute überall Produkte mit diesen heimlichen Extras. Doch Lebensmittelindustrie, Fast-Food-Ketten oder Imbissbuden profitieren weiterhin vom Kalorienmantra, nach dem es keinen wesentlichen Unterschied zwischen Chicken Nuggets mit Pommes und Ketchup und geschmorten Hühnerschenkeln, selbst gemachtem Kartoffelpüree und Gemüse gibt. Maststoffe, die heimlichen Essverführer, kommen in dieser Gleichung nicht vor. Dabei könnte genau bei denen der Unterschied kaum dramatischer sein.

Sicher ist durchaus gewollt, dass den Anbietern manchmal ein (Zusatz-)Stoff »durchrutscht«, der die Nahrungsenergie vom Verbrauch in die Depots umleitet oder den Appetit steigert. Auch wenn Hersteller niemals von »Maststoffen« sprechen würden, wissen sie doch ganz genau, wie was funktioniert: dass einige ihrer Produkte überhaupt erst mit Glutamat, Zucker, Süßstoffen, AGEs verkäuflich sind und dass sich mit ihnen der Absatz oft drastisch steigern lässt. Trotzdem bezeichnen sie ihre Produkte lieber als »sehr schmackhaft« und sprechen höchstens nebenbei noch von Geschmackverstärkern, Süße und Aromen. Damit erwecken sie den Eindruck, als würde sich alles auf der Zunge abspielen und nicht auch noch viel tiefer.

MASTSTOFFE LAUERN ÜBERALL

Maststoffe sind in unserem Essen wahrlich alles andere als neu. Doch mit dem Siegeszug von Halbfertig- und Fertiggerichten, von Snacks und süßen Getränken, von der Imbiss- und Schnellesskultur ist der Gehalt in unserem Essen explodiert. Wir leben in einem bislang ungekannten Maststoffparadies – und das zeigt sich eben bei vielen Menschen auch auf der Waage. Erste Studien legen bereits nahe, dass mit dem Anteil an stark verarbeiteten Nahrungsmitteln auch das Körpergewicht übermäßig steigt. Daten aus 19 europäischen Ländern zeigen, dass mit der Beliebtheit von Fast Food und Fertigmenüs auch die Zahl der Betroffenen mit starkem Übergewicht und Adipositas zunimmt. Auch sonst sieht es gesundheitlich betrachtet eher düster aus: Mit jeden zehn Prozent mehr an stark verarbeiteten Nahrungsmitteln in der Ernährung steigt nach einer großen französischen Studie das Risiko, innerhalb der nächsten sieben Jahre zu versterben, um 14 Prozent.

TOP 20 DER NAHRUNGSMITTEL, DENEN AM SCHWERSTEN ZU WIDERSTEHEN IST

	Nahrungsmittel *	Maststofftyp**			
Rang		N°1	N°2	N°3	N°4
1	Schokolade		+++		++
2	Eiscreme		+++	+	
3	Pommes frites				++
4	Pizza	++			+
5	Kekse		+++		+++
6	Chips	++			+++
7	Kuchen	(+)	+++		++
8	Popcorn				+++
9	Cheeseburger	++			+
10	Muffins (Minikuchen, z. B. mit Blaubeeren)	+	+++		++
11	Frühstückszerealien (Honig-Pops, Crunchy-Müsli)		++		++
12	Gummibonbons (Gummibärchen, Weingummi etc.)		+++	+	+++
13	Gebratenes Hähnchen	++			
14	Limonade		+++		+++
15	Brötchen	+++			++
16	Käse	++			
17	Brezel	++			+++
18	Speck	++			
19	Cracker	++	+		+++
20	Nüsse				+

* aus dem Englischen nach Schulte 2015

** ungefähre Maststoffbelastung laut Recherche von 0 bis +++

Die Maststofftypen

Sechs Maststofftypen verführen uns tagtäglich dazu, mehr zu essen, als wir eigentlich wollen – und brauchen. Wer wirklich etwas daran ändern will, sollte sie alle kennen.

MASTSTOFFTYP N° 1: UMAMI

In den Köpfen der meisten Menschen sind es vor allem zwei Nährstoffe, die, im Überfluss vertilgt, dick und krank machen: Zucker und Fett. Womit sich hingegen Grauwale ihre Fettreserven für ihr viele Tausend Kilometer langen Wanderung durch die Weltmeere aufbauen, passt so gar nicht in dieses Bild: Sie verschlingen Unmengen Minikrebse, um sich in Form zu futtern. Ihre Mastkost ist also nicht nur geradezu vorbildlich fettarm, sondern auch noch No Carb.

Es mag zunächst überraschen, dass die Wale den Ozeanboden nach Miniaturlebewesen durchpflügen. Doch gerade diese Krebstierchen enthalten große Mengen Purine, die den bis zu 15 Meter langen Giganten dabei helfen, Nahrungsenergie in Fett umzuwandeln. Auch Kaiserpinguine setzen auf die Strategie mit der purinreichen Kost, um während des antarktischen Sommers ihre Körperfettreserven für die darauffolgenden eisigen Monate und die erfolgreiche Fortpflanzung zu verdoppeln. Der Unterschied zu Grauwalen: Für den massiven Speckaufbau steigen die Vögel in der Nahrungs-, pardon Maststoffkette gleich höher ein. Sie jagen nicht Krebstierchen, sondern Kalmare und Fische, die diese gefressen haben und daher entsprechend mit Purinen angereichert sind.

Das Fressvergnügen an der purinreichen Kost erscheint zunächst rätselhaft. Purine sind weder Quellen für lebensnotwendige Nährstoffe noch für üppige Energiemengen. Sie sind Bestandteil von Nukleotiden, aus denen die Nukleinsäuren in DNA und RNA bestehen, und somit molekulare Grundbausteine der Erbinformation und deren Überträger. Sie sind essenziell für die Informationsspeicherung in der Zelle und an zahlreichen enzymatischen Prozessen im Körper beteiligt. Da sie in allen tierischen und pflanzlichen Zellen vorkommen, finden sie sich in unterschiedlicher Konzentration automatisch auch in unserer Nahrung. Man kann ihnen also nicht entgehen.

Was Purine so besonders macht: In Hochdosis wird dieser an sich normale Bestandteil von Nahrungsmitteln zu einem Maststoff. Denn wenn der Organismus Übermengen von ihnen bewältigen muss, entsteht ein Stoff, der nach den Forschungen von Professor Richard Johnson von der Universität Colorado wesentlicher Treiber beim saisonalen Fettaufbau ist: die Harnsäure. Tatsächlich steigen auch bei Walen und Kaiserpinguinen in der Fettaufbauphase die Harnsäurewerte im Blut steil an – Folge der purinreichen Extrakost.

ERHÖHTE HARNSÄUREWERTE

Für unsere Urahnen galt oftmals: Wenn die Nahrung knapp war, waren auch Salz und Wasser knapp. Daher ist es biologisch durchaus sinnvoll, wenn Harnsäurestress die Nieren verstärkt dazu bringt, Salz und damit auch Wasser aus dem Urin zurückzuholen. Das stabilisiert das Blutvolumen und den Blutdruck. Selbst die von der Harnsäure eingeleitete erhöhte Entzündungsaktivität kann als ursprünglich einmal sinnvolle Schutzmaßnahme gegen eindringende Krankheitserreger verstanden werden. Wie bei der Insulinresistenz ist der Nutzen jedoch null, der Schaden dagegen extrem, wenn es keinen begründeten Anlass für das Anpassungsprogramm gibt, wenn also nicht nur Nahrung, sondern auch Salz und Wasser in Fülle vorhanden sind. Vielmehr erhöhen Insulinresistenz und hohe Harnsäurewerte dann das Risiko für Herz-Kreislauf-Erkrankungen.

Harnsäure ist gleich an allen drei kritischen Punkten nachweislich an der Umleitung der Nahrungsenergie vom Verbrauch hin zu den Depots beteiligt:

- ◇ Sie treibt Insulinresistenz nach oben.
- ◇ Sie führt in der Zelle zu oxidativem Stress an den Mitochondrien, die daraufhin statt der Verbrauchsenergie ATP Fett erzeugen.
- ◇ Sie torpediert die über den Signalstoff NO vermittelte Öffnung der Muskelkapillaren, weshalb die Muskeln weniger Glukose aus dem Blut aufnehmen können und mehr Insulin gebildet werden muss. Dies wiederum treibt die Energie in die Fettzellen.

  Harnsäure ist folglich ein Superdickmacher!

DIABETESGEN NUMMER 1

Was schon beim Grauwal hervorragend funktioniert, die gekonnte Stoffwechselmanipulation mit Übermengen Purinen, klappt beim Menschen noch viel besser. Wir können damit unsere Harnsäure sogar noch viel effektiver hochjagen, weil wir dabei massive Unterstützung von unserem Erbgut bekommen. Uns fehlt nämlich im Gegensatz zu vielen anderen Säugetieren das Gen für die Bildung von Uricase. Dieses Enzym baut die Harnsäure ab und macht sie somit unschädlich – so wie bei Katzen zum Beispiel, die bekanntlich reine Fleischfresser sind. Fleisch ist jedoch besonders reich an Purinen und sorgt somit dafür, dass reichlich Harnsäure gebildet wird – zu viel, wenn der Organismus der Tiere nicht gegensteuern würde.

Der Mensch dagegen, ein anerkannter Allesfresser, kann, indem er den Fleischkonsum hochfährt, den Aufbau von Fettreserven für magere Zeiten besonders stark fördern. Ihm fehlt ja genau das »Gegenspielergen« – und damit steigt der Harnsäurespiegel immer weiter nach oben …

Gicht: höchste Harnsäurebelastung mit höllischen Schmerzen

Die extreme Anpassungsfähigkeit in Vorausschau auf magere Zeiten hat leider seinen Preis. Steigt der Harnsäurespiegel im Blut nämlich zu hoch, kann die Säure ausfallen. Ihre Kristalle können sich dann in den Gelenken ablagern und dort akute Entzündungen hervorrufen, die fürchterliche Schmerzen verursachen: Gicht.

Früher galt Gicht als eine Krankheit der Adligen, weil diese nicht nur das Jagdprivileg hatten, sondern schon aus Statusgründen üppige Mengen Fleisch aßen – und damit reichlich Purine, die ihre Harnsäurespiegel hochtrieben. Heute, wo Fleisch kein Luxus mehr ist, leben jedoch allein in Deutschland ungefähr 950 000 Menschen mit Gicht.

Womöglich haben die schmerzhaften Anfälle und die glühend roten Gelenke dazu beigetragen, dass Harnsäure lange nur als Ursache für Gicht angesehen wurde. Was das Stoffwechselendprodukt sonst noch so anstellen kann – gerade beim Fettaufbau und auch schon bei deutlich geringeren Mengen im Blut –, wurde übersehen. Doch so wie längst eine starke Insulinresistenz bestehen kann, wenn der Nüchternblutzucker (noch) Entwarnung gibt, agiert auch die Harnsäure oft unter dem Radar. Selbst stark erhöhte Spiegel führen nicht gleich zu einem Gichtanfall. In einer Studie an Patienten mit extrem erhöhten Harnsäurewerten erlitt überhaupt nur jeder Fünfte innerhalb von fünf Jahren einen Anfall.

ANTI-MASTSTOFF-TRICK

Eine der wichtigsten Maßnahmen gegen Gicht ist die Ernährungsumstellung: Alles, was viel DNA und RNA und damit Purine enthält, muss drastisch reduziert werden. Das gilt insbesondere für Innereien, Fleisch, Geflügel, Wurstwaren, Fisch, Muscheln und Schalentiere.

Die meisten Menschen erfahren daher nur per Zufallsbefund bei einer Blutuntersuchung von ihrer Hyperurikämie, so der medizinische Fachausdruck für stark erhöhte Harnsäurewerte. Der Arzt weist dann zwar auf das damit einhergehende Gichtrisiko hin. Aber solange nichts wehtut, meinen viele, scheinbar folgenlos damit leben zu können. Dabei sollte eine Gichterkrankung immer als eine oft schon jahrzehntelang bestehende Stoffwechselstörung mit Mastmodus verstanden werden. Und genau diese Stoffwechselstörung wird immer häufiger.

Schon bei den Gichterkrankungen beobachten Forscher in den letzten Jahrzehnten eine steile Zunahme. In Großbritannien waren 1999 1,4 Prozent der erwachsenen Bevölkerung erkrankt, 2012 waren es bereits 2,5 Prozent – beinahe doppelt so viele. In den USA stieg die Prozentzahl der Betroffenen in knapp zwei Jahrzehnten von 2,9 auf 3,9 Prozent im Jahre 2008. Damit litten schon damals über acht Millionen Menschen unter schmerzhaften Gichtanfällen. 26,6 Millionen hatten bereits derart hohe Harnsäurespiegel, dass diese jederzeit ausfallen und die gefürchtete Entzündungshölle in den Gelenken beginnen könnte.

Generell beobachten Forscher seit Jahrzehnten einen stetigen Anstieg der durchschnittlichen Harnsäurewerte. So haben sich beispielsweise in den USA seit den 1920er-Jahren die Blutwerte nachweislich fast verdoppelt – und dabei lagen sie schon damals weit über dem, was bei noch traditionell lebenden Bevölkerungsgruppen gemessen wurde. Die Blutwerte spiegeln dabei den Unterschied in der gesamten Harnsäurebildung nicht einmal 1:1 wider. Weil unsere Nieren ihre Ausscheidungsarbeit erhöhen, wenn mehr Harnsäure anfällt, könnte durchaus noch mehr von dieser gebildet werden. Leider jedoch sind die körpereigenen Entgiftungskräfte begrenzt …

Abgesehen davon ist für die mästende Wirkung der Harnsäure weniger ihre Konzentration im Blut von Bedeutung, sondern vor allem die Konzentration in den Zellen. Dort nämlich setzt die Harnsäure die Mitochondrien unter Radikalenstress –

und zwingt sie so dazu, Speicher- statt Verbrauchsenergie zu erzeugen. Außerdem macht sie die Muskelzellen weniger empfänglich gegenüber Insulin.

Seltsamerweise kann unser Stoffwechsel, obwohl sie ihn komplett aus dem Takt bringen, von Purinen und Nukleotiden irgendwie nicht genug bekommen. Wir scheinen sogar gerade auf diese Problemsubstanzen ganz besonders geeicht zu sein. Schuld daran ist unser Geschmackssinn.

EINE »NEUE« GESCHMACKSRICHTUNG

Süß, sauer, salzig und bitter: Diese Geschmacksrichtung kennt jeder. Unsere Zunge kann aber noch ein fünftes Aroma wahrnehmen, und das heißt Umami. Das Gehirn reagiert auf die »fleischige« Geschmacksensation mit einer ähnlich deutlichen Belohnung wie auf den Konsum von Zucker. Schon Babys wissen den Geschmack zu schätzen und zeigen sich ähnlich zufrieden wie nach einer kleinen Zuckerprobe, während sie bei bitteren und sauren Noten das Gesicht verziehen.

Der Umami-Geschmackssinn wird von zwei eigens dafür zuständigen Rezeptoren auf der Zunge gemessen. Doch während Tiere dabei unterschiedliche Eiweißbausteine schmecken können und so ihre Versorgung mit lebenswichtigen Aminosäuren kontrollieren, kapriziert sich der menschliche Geschmacksrezeptor nur auf einen einzigen Geschmacksstoff: Glutamat, das Salz der Glutaminsäure. Es entsteht, wenn Nahrungsproteine in einzelne Eiweißbausteine zerfallen, und regt direkt die Harnsäurebildung an. Mehr noch, es ist sogar selbst Ausgangssubstanz für dieses fettaufbauende Stoffwechselendprodukt. Und: Glutamat gaukelt dem Gehirn vor, dass ein Nahrungsmittel viel mehr Eiweiß liefert, als es wirklich enthält.

Diese Besonderheit des menschlichen Geschmackssinns überrascht: Sollte dessen Aufgabe nicht auch sein, eine optimale

UMAMI KOMMT AUS JAPAN

Es überrascht eigentlich nicht, dass ausgerechnet ein Japaner die fünfte Geschmacksrichtung entdeckte. Der Chemiker Kikunae Ikeda wollte 1908 verstehen, warum Dashi, die klassische japanische Brühe aus Kombu, einer Makroalge, und Katsuobushi, die fermentierten Flocken einer bestimmten Thunfischart, so gut schmecken. Mit den bis dahin bekannten vier Geschmacksrichtungen ließ sich das nämlich nicht erklären. Ikeda entdeckte schließlich, dass es am Glutamat in der Suppe lag, und taufte die fleischig wohlschmeckende fünfte Geschmacksrichtung auf »Umami«, was auf Japanisch in etwa »schmackhafte Essenz« bedeutet.

Versorgung mit Nährstoffen sicherzustellen? Stattdessen schmecken wir gerade so einen Stoff, der schnell zu Problemen führen kann? Und sortieren ihn dann nicht einmal aus, sondern wollen auch noch mehr davon verschlingen? Biologisch macht das zunächst keinen Sinn.

Die menschliche Spezialisierung auf Glutamat ist aus Nährwertsicht noch aus einem weiteren Grund fraglich: Unser Körper kann Glutaminsäure eigentlich leicht selbst herstellen. Wäre es also nicht viel sinnvoller, sich auf das Erkennen von anderen lebensnotwendigen »externen« Aminosäuren zu spezialisieren? Wenn man sich eine Aminosäure als neuen Marker wünschen könnte: Wie wäre es mit Tryptophan? Es bessert unser Befinden und dämpft das Verlangen nach Kohlenhydraten. Mit Tryptophan würden wir eine Aminosäure herausschmecken, die schlank macht. Wir aber schmecken den Dickmacher Glutamat – und freuen uns auch noch darüber.

An Umami erkennt man sehr deutlich, dass unsere Zunge längst nicht nur den vermeintlichen Nährwert einer Speise misst. Schon der erste Umami-Rezeptor ist mehr ein Geschmackssinn für Mast- als für Nährstoffe. Spätestens der zweite Rezeptor macht dann überdeutlich, dass es hier um weit mehr geht als nährende Proteine: Wird nur der erste Rezeptor bedient, lösen selbst höhere Mengen Glutamat allenfalls ein maues Geschmackserlebnis aus. Erst wenn beide Rezeptoren »geschaltet« werden, verzehnfacht sich die Glutamatsensation auf der Zunge. Der Grund dafür: Der zweite Rezeptor reagiert auf Nukleotide. Das wiederum zeigt, dass unser Geschmackssinn hochgradig auf genau diese Problemstoffe steht.

Tatsächlich lässt sich mit Nährwerten alleine nicht erklären, warum Umami unsere Geschmacksrezeptoren derart entzückt. Ein Hühnerei etwa fällt, obwohl Topproteinquelle, bei der »Umami-Jury« auf der Zunge gnadenlos durch. Es steht nämlich weit unten bei Glutamat und ganz unten auf der Liste der Nukleotidlieferanten. Genauso ist Muttermilch, die ultimative Nährstofflösung für den Start ins Leben, umamimäßig nahezu ein Totalausfall. Sogar Spinat schneidet beim angeblichen Eiweißtest auf der Zunge besser ab. Das macht deutlich: Hier wird definitiv nach etwas anderem gesucht als nach Proteinen.

Nährwert der besonderen Art

So wichtig Purine und Nukleotide als Träger des Gencodes für den Organismus auch sind, so uninteressant sind sie für ihn, was ihren Nährwert angeht. Es würde uns noch nicht einmal etwas fehlen, wenn sie in unserer Nahrung gar nicht vorkämen. Erst wenn man zu den Nährwerten nicht – wie allgemein üblich – nur Kohlenhydrate, Eiweiß, Fett und Vitalstoffe zählt, sondern auch Stoffwechselmanipulatoren für den saisonalen Fettaufbau, macht das Ganze Sinn. Dann nämlich haben Nukleotide plötzlich einen ganz überragenden »Nährwert«.

Ihre Wirkung lässt nicht lange auf sich warten, das zeigt beispielsweise ein Versuch, bei dem die Teilnehmer die Nukleotide AMP und IMP isoliert erhielten. Der Harnsäurewert in ihrem Blut stieg daraufhin sofort messbar. Es gibt also einen direkten Zusammenhang zwischen dem Schmecken des Maststofftyps und dem Harnsäurespiegel – und damit auch dem durch sie vermittelten Masteffekt.

Die längerfristige Mastwirkung von Glutamat ist ebenfalls gut belegt. Bei Katzen zum Beispiel steigen mit entsprechenden Glutamatgaben Körperfett und Insulinresistenz. Auch bei anderen Tierarten fördert die Substanz den Fettaufbau. Für Menschen gilt übrigens dasselbe, wie eine Studie an 10 000 Chinesen belegt: Wer viel Glutamat zu sich nimmt, hat ein erhöhtes Risiko für starkes Übergewicht. Die Auswertung mehrerer anderer Studien zeigt darüber hinaus, dass mit steigendem Glutamatkonsum der Body-Mass-Index (BMI) steigt. Das Gleiche gilt für das metabolische Syndrom und die Insulinresistenz.

APPETITVERSTÄRKER DER LEBENSMITTELINDUSTRIE

Wie es sich für einen Maststoff gehört, wirkt Glutamat stark appetitsteigernd. Setzen Forscher es Speisen zu, verschlingen Versuchsteilnehmer diese auffällig ungestüm. Die Probanden wollen auch immer mehr und bevorzugen bei freier Auswahl eindeutig die Glutamatbomben. Kein Wunder, dass die Lebensmittelindustrie restlos von diesem Stoff überzeugt ist. Sollen sich Wissenschaftler ruhig weiter über ihn streiten: Als Zusatzstoff in unserer Nahrung ist Glutamat in seiner isolierten Form als weißes Pulver heiß im Rennen. Bereits 2009 wurde die Weltproduktion auf zwei Millionen Tonnen geschätzt. Das entspricht bei der heutigen Weltbevölkerung 0,7 Gramm pro Erdenbewohner und Tag. Weil Verbraucherschützer aber immer wieder vor möglichen gesundheitlichen Risiken von Zusatzstoffen warnen – und Glutamat ist hier ganz weit vorne dabei –, ist es für den Absatz nicht unbedingt förderlich, wenn sich auf der Verpackung die entsprechende E-Nummer findet. Deswegen tauschten viele Hersteller von Fertigpizza und Co. Glutamat gegen Hefeextrakt aus. Das klingt natürlich, ist aber keineswegs besser und ebenfalls reich an Glutamat. Weil sich auch dieser »Trick« schon herumgesprochen hat, verstecken manche ihre Glutamatkreationen mittlerweile hinter Begriffen wie »Würze« und »Aroma« oder deklarieren ein Milcheiweißprodukt. Das kann dann ebenfalls so verändert worden sein, dass es reichlich Glutamat enthält. Warum man nicht einfach auf den Maststoff verzichtet, wenn ihn die Kunden nicht wollen? Ganz einfach: Ohne ihn drohen Umsatzeinbußen.

Die ausgeprägte Treue zu dem umstrittenen Stoff belegt eindrücklich, dass die Lebensmittelindustrie ganz genau weiß, was sie an Glutamat hat: einen höheren Umsatz. Nicht nur viele ihrer Kunden stecken somit in der Maststofffalle, sondern auch die Hersteller selbst.

Vor allem viele Fertigmenüs würden ohne Glutamat nicht funktionieren. Denn die Idee, die Zubereitung von Mahlzeiten ganz oder teilweise aus der heimischen Küche in Fabrikhallen zu verlagern, geht mit einem grundsätzlichen Problem einher: Aromen sind flüchtig und der optimale Nahrungsaufschluss durch

ANTI-MASTSTOFF-TRICK

Ob der Umami-Maststoff im Essen steckt, erkennt man zum Beispiel an den E-Nummern auf der Verpackung: Achten Sie auf E620 bis E625 (Glutamat) sowie E626 bis E635 (Nukleotide). Auch hinter den Bezeichnungen wie Hefeextrakt, Aroma, Würze, Tomatenserum und Milch- oder Weizeneiweißprodukt können sich größere Mengen Glutamat verbergen. Am besten legen Sie Produkte mit diesen Inhaltsstoffen wieder zurück.

den Kochprozess ist nicht zeitstabil. Pizza zum Beispiel schmeckt am besten, wenn sie direkt aus dem Holzofen auf den Teller kommt. Wer dagegen begeistert sich am nächsten Tag wirklich für die aufgewärmten Reste? Eine Tiefkühlpizza aber muss noch viel länger, oft sogar monatelang im Gefrierfach überdauern. Trotzdem soll sie irgendwann dann mal so schmecken wie beim Italiener, obwohl sie im Backofen noch dazu vergleichsweise wenig Hitze abbekommt.

So manche Suppe oder Soße mag nach einem Tag an Geschmack gewinnen, aber auch dann geht es bald steil bergab. Damit die konservierten Fertigmenüs aus der Industrie trotzdem schmecken, braucht es demnach etwas ganz »Besonderes«. Glutamat kommt hier eine Schlüsselrolle zu. Wenn die Industrie in diesem Zusammenhang von Geschmacksverstärkern spricht, wird allerdings alles auf die Zunge verlagert. Die tiefe Wirkung der beiden Umami-Maststoffe auf unsere Biologie wird gekonnt ausgeblendet.

Maststoffe wie Glutamat übertönen jedoch nicht nur Aromaverluste durch lange Lagerung. Durch ihren Einsatz lässt sich auch massiv bei der Qualität der Zutaten und bei den Zubereitungsprozessen einsparen. Tütensuppe beispielsweise ist im Prinzip eine reine Glutamatlösung mit Zusatzessensstoffen. Sichtbare Karottenstückchen oder Erbsen bezeichnet der Fachmann lediglich als »Schaugemüse«, als Geschmacksträger sind sie ein Totalausfall. Stattdessen macht uns das Glutamat fast im Alleingang Appetit und vermittelt uns so den Eindruck, wir würden ernst zu nehmende Nahrung zu uns nehmen.

Viele Produkte aus dem Imbiss und vor allem von Fastfood-Ketten würden ohne eine massive Maststoffattacke auf den Gaumen ebenso wenig funktionieren. Nur der Overkill sorgt dafür, dass der Gaumen kein Veto einlegt. Die »Köche« müssen vielleicht noch einen Hamburger wenden oder die Pommes rechtzeitig aus dem Frittierfett holen, mehr aber nicht. Den Rest übernehmen Glutamat und Co.

Wenn die Kochkunst immer mehr heruntergeschraubt wird und der Glutamatgehalt zum Ausgleich entsprechende Höhen erklimmt, ist der Weg in den Glutamatabusus, in künstliche Appetitsteigerung und Mastmodus bereitet. Dann ersetzt künstliches Glutamat guten Geschmack, der normalerweise »echte« Nahrung ankündet. In diesem Fall ist Glutamat nicht mehr nur ein Geschmacksverstärker, sondern ein raffinierter Gaumentäuscher.

DIE KÜCHE ALS UMAMI-LABOR

Leider sind wir nicht einmal dann vor dem Maststoff sicher, wenn wir selbst kochen. Wer das bekannte Fläschchen mit dem gelb-roten Etikett und der braunen Flüssigwürze auf den Tisch stellt, weiß vielleicht noch, womit er seinem Essen den letzten Pfiff verleiht. Allerdings lässt selbst hier das Etikett durchaus Zweifel aufkommen, ob es sich wirklich um Glutamat in Hochdosis handelt. An dessen Stelle steht nämlich ganz oben auf der Zutatenliste »Pflanzliches Eiweiß, biologisch aufgeschlossen«. Dass genau auf diesem Weg auch Glutamat hergestellt wird, wissen nur Eingeweihte (siehe auch Anti-Maststoff-Trick Seite 60). Genauso wie, dass das zugesetzte Dinatriuminosinat die »Geschmacksensation« noch extra verstärkt.

Diejenigen, die statt genannter Flüssigwürze Sojasoße verwenden, sind sich meist noch weniger darüber im Klaren, dass sie ein Hochkonzentrat an Glutamat in Händen halten – genauso wie mit Fischsoße für die Thaiküche. Selbst ein einfacher Brühwürfel oder Suppenkonzentrat sind Glutamatbomben! Die vegetarische Variante aus dem Bioladen ist hier übrigens nicht unbedingt besser. Wenn sie Hefe enthält, ist der Masteffekt oft sogar noch höher (siehe ab Seite 68).

Schon in der traditionellen Küche hat sich vieles um die Brühe gedreht. Das machte ja auch durchaus Sinn, weil sie gerade in maststoffarmen Zeiten half, einen größeren Anteil der

Nahrungsenergie in die Depots zu leiten. Knochenmark enthält große Mengen Nukleotide und aus einem alten Suppenhuhn lässt sich durch stundenlanges Köcheln jede Menge davon herauslösen. Deswegen hat Brühe immer einen Umami-Geschmack. Und der lässt sich, samt biologischer Stoffwechselwirkung, später sogar noch zu einer Soße weiterverarbeiten, die dann wiederum hilft, dass man mehr Knödel, Nudeln oder Kartoffeln verputzen kann, und dem Körper so jede Menge Kohlenhydrate zuführt.

Gerade die echte Hühnersuppe ist nicht ohne Grund ein Klassiker. Ihr Glutamatgehalt übertrifft sogar den von Rindersuppe, weshalb ihr bei Erschöpfung und nach auszehrenden Erkrankungen eine gute Wirkung zugesprochen wird. Das liegt nicht nur daran, dass Flüssignahrung leichter aufzunehmen und verdaulich ist. Die Glutamat-Nukleotid-Lösung hilft auch, zuvor die geplünderten Energiedepots wieder zu befüllen. Möglicherweise sind die Nukleotide auch ein Grund, warum Hühnerbrühe als wirksames Hausmittel bei Erkältung gilt. Die dadurch erhöhte Harnsäure im Blut regt nämlich die Entzündungsreaktion an und sorgt so dafür, dass es für Krankheitserreger im Körper ungemütlich wird.

In unseren maststoffreichen Zeiten und bei der heutigen Nahrungssicherheit verblasst die Bedeutung echter Hühnerbouillon als Hausmittel. Das Bedrohungspotenzial von Infektionskrankheiten ist deutlich zurückgegangen und üppiges Körperfett längst unerwünscht. Das heißt nicht, dass eine gute (selbst gemachte!) Bouillon kein äußerst wohlschmeckendes Gericht ist. Man darf sich diesen Genuss auch ohne ein schlechtes Gewissen gönnen. Allerdings sollte man darauf achten, dass man dann nicht auch noch bei einem der anderen Maststofflieferanten übermäßig zulangt.

Genauso wenig sollte man, wenn die Suppe missraten ist, im Nachhinein zum weißen Glutamatpulver aus dem Gewürzregal greifen. Mag sein, dass dieses von so manchem Koch gerne als

»Maria Hilf« bezeichnet wird, und auch, dass die Suppe danach nach ein bisschen mehr schmeckt. Vor allem aber sorgt sie so dafür, dass man bald mehr auf die Waage bringt. Und zwar nicht nur ein bisschen.

Klassische Umami-Appetitmacher

Es steht außer Frage, dass es Speisen gibt, die den Appetit steigern, und dass diese Speisen auch schon immer ganz bewusst eingesetzt wurden – als Vorspeisen zum Beispiel. Im Englischen werden diese sogar ganz ungeniert Appetizers genannt, Appetitmacher. Rohschinken, Shrimps, Anchovis, Tomaten, Pilze, Austern, Kaviar, Dips beispielsweise und natürlich Brühe in jeglicher Form sind Klassiker – sowohl als Starter im Menü als auch unter den Maststoffen.

Auffällig ist, dass bei allen dem durch das Glutamat angeregten Verlangen nach Kohlenhydraten nur zögerlich nachgekommen wird. Stattdessen werden die Appetizer auf möglichst kleine Cracker und Schnittchen gehäuft oder das Brot darunter wird getoastet, wodurch die darin enthaltenen Kohlenhydrate schlechter aufgenommen werden. Das alles geschieht vermutlich unbewusst, macht aber durchaus Sinn. Schließlich soll der Appetit noch steigen. Es kommt ja noch etwas …

Süße Speisen, obgleich ebenfalls wirksame Maststoffe (siehe ab Seite 86), serviert man als Vorspeise eher selten. Der in ihnen enthaltene Zucker liefert nämlich gleichzeitig jede Menge Kohlenhydrate. Eine Ausnahme ist die Honigmelone. Tatsächlich täuscht hier die Süße über ihren wahren Charakter hinweg: Während andere Früchte beim Glutamat meist nicht über 20 Milligramm pro 100 Gramm hinauskommen, erreicht die Honigmelone sagenhafte 160 Gramm! Das ist weit mehr als Rindersteak oder Putenbrust. Die beliebte Kombination mit Rohschinken ist demnach äußerst scharfsinnig, wenn man zum Mehressen verführen will.

REIFUNG FÖRDERT GLUTAMATGEHALT

Reifung setzt Glutamat frei, der Umamigeschmack steigt.

Glutamatgehalt bei gereiftem Fleisch*				
Typ	Schwein 1 Tag	Schwein 6 Tage	Rind 4 Tage	Rind 12 Tage
Glutamat mg/100g	4	9	6	10

Glutamatgehalt und (Roh-)Schinkenreifung*				
Reifezeit	2 Tage	77 Tage	347 Tage	527 Tage
Glutamat mg/100 g	6	35	207	337

Glutamatgehalt und Milchverarbeitung*				
Typ	Milch	Mozza-rella	Parmesan 24 Monate	Parmesan 48 Monate
Glutamat mg/100g	1	1	1680	2220

Glutamatgehalt und Käsereifung (Cheddar)*				
Reifezeit	0 Monate	1 Monat	3 Monate	8 Monate
Glutamat mg/100 g	11	22	54	182

Glutamatgehalt von Tomaten nach Reifungsgrad**				
Reifungs-grad	blassrot	rot	vollreif	überreif
Glutamat mg/100 g	74	143	175	263

* Quelle: eigene Darstellung in Anl. an Umami Information Center;

** Quelle: eigene Darstellung in Anl. an Ninomiya, 1998

Ostasiatische Küche – die Umami-Hochkultur

Gegen Dashi, die japanische Brühenversion, sieht selbst Großmutters Hühnersuppe alt aus – ganz gleich, wie geduldig sie auch gekocht sein mag. 100 Milligramm Glutamat pro 100 Gramm enthält die Japanbrühe. Eine westliche Hühnerbouillon kommt gerade einmal auf 18 Milligramm. Überhaupt verfügt japanische Küche noch mehr als die westliche über ein ganzes Arsenal von Umami-Konzentraten: von getrockneten Shiitakepilzpulver, über junge getrocknete Sardinen und Sardellen bis zu Wakame- und Norialgen. Nicht zu vergessen die Sojasoße, die in etlichen asiatischen Gerichten zum Einsatz kommt.

Ostasien, wo bereits seit 2000 Jahren mit dem Sojabohnenferment gekocht wird, ist heute auch Spitzenabnehmer von künstlich hergestelltem Glutamat. Während der Konsum hierzulande auf 0,3 bis 1 Gramm am Tag geschätzt wird, sind es dort 1,2 bis 1,7 Gramm. In Taiwan sollen es Ende der 1970er-Jahre sogar 3 Gramm gewesen sein. Womöglich haben sich die Ostasiaten bereits genetisch an ihre Umami-Liebe angepasst und vertragen deutlich mehr davon.

Das Mastprogramm der Sumoringer

Wohl kaum jemand belegt besser und bildhafter als ein Sumoringer, welches Mastpotenzial in umamireichen Nahrungsmitteln aus Fernost steckt. Erst durch sie bekommen die Kämpfer die nötige Schwere und wer mehr davon mitbringt, hat einen festeren Stand. Schon der gewichtige Nachdruck in der ersten Kollision, dem Tachiai, entscheidet oft darüber, wer ins Wanken gerät, wer mit dem Knie auf dem Boden oder mit dem Fuß aus dem Ring den Kampf verliert. Zwar geht es auch um Technik, doch ein Sumoringer, der seine Pflicht an der Chankonabe-Schüssel vernachlässigt, befindet sich schnell außerhalb des Rings. Essen gehört für Sumoringer daher genauso mit zum Training wie das Aufwärmen oder Kraft- und Technikübungen.

Wer jetzt aber denkt, diese Giganten würden sich besonders fettreich ernähren, irrt gewaltig. Grundstock ist vielmehr eine relativ dünne Suppe, genannt Chankonabe. Dabei könnte die dünne Suppe kaum unverdächtiger sein. Grundlage ist, wie so oft in der japanischen Küche, Dashi. Zwar kommt auch ein bisschen Fleisch hinein, genauso wie viel frisches Gemüse. Der Clou jedoch ist die Brühe, denn in wässriger Lösung wirken Maststoffe besonders effektiv. Sie werden schneller aufgenommen und polen den Stoffwechsel oft schlagartig von Verbrauch auf Speicherung um. Zudem wird auf diese Weise jeder feste Happen in einer hochkonzentrierten Glutamat-Nukleotid-Lösung gebadet. Dadurch werden die durchschnittlich etwa 5000 Sumo-Nahrungskalorien täglich entsprechend »umcodiert«. Dieser Prozess wird noch unterstützt durch das Bier, das die Sportler zur Suppe trinken (wegen der Hefe, mehr dazu ab Seite 68), während Reis in Massen reichlich Kohlenhydrate liefert.

Natürlich ließen sich die Extrakilos heute auch mit anderen Maststoffen anfuttern. Doch Kilogewinn ist nicht gleich Kilogewinn. Wichtig ist, auf einen Maststofftyp zu setzen, der zwar unumstößliches Kampfgewicht in den Ring bringt, gleichzeitig aber keine schweren ATP-Mängel in den Muskeln verursacht.

Sumoringer sind nicht nur Zeugen für das Maststoffpotenzial von Umami-Nahrungsmitteln, sondern auch dafür, wie sich ganz ohne Chemie, ohne Zusatzstoffe und ohne Verarbeitungstricks der modernen Lebensmittelindustrie ein stattlicher Gewichtsüberschuss aufbauen lässt – immer vorausgesetzt, das Speiseangebot und clevere Küchentechniken sorgen für eine ausreichende Wirkstoffkonzentration. Man sieht an ihnen aber auch, dass selbst stundenlanges tägliches Training die gesundheitlichen Folgen dieser fortwährenden Maststoffattacke nicht abwehren kann. Schon in den 1970er-Jahren ergab eine Studie, dass Sumoringer im Vergleich zu sich nicht systematisch fett und stark essenden Japanern gleichen Alters ein dramatisch erhöhtes Risiko für Bluthochdruck, Diabetes und Gicht hatten. Ihre

Harnsäurewerte waren ohnehin erhöht. Dabei ist der Körperfettanteil bei den Ringern gar nicht einmal so groß, wie es aussieht. Viel von dem durch die Maststoffe angeregten Wachstum geht tatsächlich in die Muskeln. Wie hoch mag der gesundheitliche Schaden also erst bei unsportlichen »Maststoffopfern« aussehen?

HEFE: SPITZENTRIEBMITTEL FÜRS KÖRPERFETT

Auch in Mittel- und Nordeuropa gibt es eine klassische Umami-Maststofflösung: Bier. Dieses Getränk ist ein wahres Flüssignukleotid, denn die zum Brauen verwendete Hefe hat es ganz schön in sich. Schon das Wort »Bierbauch« lässt ahnen, dass Bier hilft, stattliche Fettdepots im Körperzentrum anzusammeln. Und tatsächlich zeigte eine schwedische Studie, dass mit hohem Bierkonsum genau hier der Umfang zunimmt. Mit ein Grund: Kein anderes alkoholisches Getränk lässt den Harnsäurespiegel stärker ansteigen.

Der Alkohol selbst spielt dabei dagegen keine große Rolle. Auch mit alkoholfreiem Bier kann erfolgreich Selbstmast betrieben werden. An Laborratten zeigt sich, dass sich nach dem Genuss nie ein echtes Zufriedenheitsgefühl einstellt, weshalb man immer noch mehr will. Ganz so, wie es sich für ein gutes Mastmittel gehört. Wenn man bedenkt, dass uns Menschen im Gegensatz zu den Nagern dann auch noch das Abbauenzym Uricase fehlt …

ANTI-MASTSTOFF-TRICK

Bei der Herstellung von Wein kommt zwar ebenfalls Hefe zum Einsatz. Trotzdem erhöht sein Konsum den Harnsäurespiegel nicht. Wenn Sie schon Alkohol trinken, dann also lieber Rebensaft. Und wenn schon Bier, dann gut gefiltert statt naturtrüb.

Im Gegensatz zur Küche Mittel- und Nordeuropas, die lange keinen besonders prestigeträchtigen Ruf hatte, entwickelte sich ums Bier schon recht früh eine höchst anspruchsvolle Braukultur. Während bei Kartoffeln und Mettwurst die Sorte keine große Rolle zu spielen schien, zeigte man sich beim Bier überraschend wählerisch. Manche katholischen Regionen wie Bayern sind bis heute in der ganzen Welt berühmt für ihren Gerstensaft und ihre jahrhundertelange Brautradition.

Entwicklungs- und Produktionszentren der mittelalterlichen Braukultur waren oft Klöster, was eventuell auch daran lag, dass christliche Mönche vor einem ziemlichen Dilemma standen: Weil sie anders als etwa ihre buddhistischen »Brüder« nicht um Nahrung betteln und noch dazu nicht heiraten durften, mussten sie ihr Essen eigenhändig produzieren. Sie wollten aber lieber beten und die Bibel studieren, als ihre ganze Schaffenszeit auf dem Feld zu verbringen. Deshalb betrieben sie mit besonderem Raffinement eine üppige Maststoffproduktion, mit der sie besonders viel von der Nahrungsenergie in die körpereigenen Fettdepots transportieren konnten: Bei sonst oft eher bescheidenen Mahlzeiten waren tägliche Trinkrationen von fünf Litern Bier nichts Ungewöhnliches. Zwar stellt sich die Frage, ob das Studium so noch mit der erforderlichen geistigen Klarheit verfolgt werden konnte. Tatsche aber ist, dass die Hefe im Bier ihren Zweck voll und ganz erfüllte. Untersuchungen an Skeletten von Mönchen aus dem 14. Jahrhundert belegen, dass deutliches Übergewicht bei ihnen viel öfter vorkam als unter der restlichen Bevölkerung.

Hefe in Brot

Weil Bier nicht nur innerhalb der Klostermauern ziemlich gut ankam, gab es bald immer mehr auch weltliche Brauereien. Die dadurch wachsenden Hefeüberschüsse führten irgendwann zu den unheilvollen Überlegungen, wo der Bierpilz sonst noch so

zum Einsatz kommen könnte. Man entschied sich schließlich fürs Brot.
Die Idee, Sauerteig als Triebmittel in Gebäck durch Bierhefe abzulösen, war zwar nicht neu. In süßem Gebäck hatte das durchaus schon länger Tradition. Doch mit den Hefeüberschüssen stellten im Zeitalter der Industrialisierung immer mehr Bäckereien auch bei der Brotproduktion auf Hefe um – nicht zuletzt weil sie weniger »launisch« ist als Sauerteig und der Teig noch dazu viel schneller geht.

Bereits 1916 ergab eine Studie, dass mit Hefe gebackenes Brot die Harnsäurebildung erhöht und deshalb für Menschen mit Gicht nicht zu empfehlen ist. Wie hoch die Nukleotidbelastung durch Hefe im Brot tatsächlich ist, lässt sich jedoch nur schätzen. Insgesamt gibt es nämlich überraschend wenige Analysen zum Purin- beziehungsweise Nukleotidgehalt von Lebensmitteln. Zwar sind uns die umamivernarrten Ostasiaten bei der Analyse ihrer Nahrungsmittel voraus. Doch auch dort sind die erhobenen Daten von teils zweifelhafter Qualität und die Lebensmittel werden nicht immer klar beschrieben. Somit bleibt unsicher, ob der auf den Milligramm genau angegebene Nukleotidgehalt laut Liste auch nur ungefähr dem entspricht, was wirklich an Nukleotiden in Rindersteaks oder Käsebroten auf den Verzehr wartet.

Wie viel Hefe in einem Brot steckt, lässt sich also nicht genau sagen. Meist gibt man pro 100 Gramm Mehl etwa vier Gramm davon in den Teig. Bei gut 150 Gramm Brot, die wir im Durchschnitt täglich essen, entspricht das übers fertig gebackenes Brot in etwa vier Gramm Hefe pro Kopf und Tag. Insgesamt verbraucht jeder Bundesbürger im Jahr knapp zwei Kilogramm Backhefe, das wären sogar über 5 Gramm am Tag.

ANTI-MASTSTOFF-TRICK

Bevorzugen Sie bei Brot Sauerteigbrot ohne Hefezusatz.

Schon vier Gramm entsprächen dem Nukleotidgehalt von knapp 40 Gramm Rinderfilet. Das mag zwar nicht besonders viel erscheinen, ist aber bei einer ohnehin schon übermäßigen Nukleotidbelastung ein weiterer Beitrag auf der falschen Seite. Dabei ließe sich dieser ganz leicht einsparen, indem man auf Sauerteigbrot umsteigt, das natürlicherweise nur einen Bruchteil davon enthält.

Bei zahlreichen Menschen dürfte die Nukleotidbelastung durch Backhefe ohnehin eher noch höher ausfallen. Schließlich ist so mancher Bäcker, vor allem aber so manche Backfabrik schon aus rein ökonomischen Gründen versucht, dem Teig mit noch mehr Hefe Tempo zu machen. Die Hefe schmeckt man an sich im fertigen Produkt dann zwar heraus, die unerwünschte Note lässt sich aber mit Zucker und anderen Zusätzen übertönen. Problem gelöst, kräftiges Maststoffextra inklusive.

Auch zu Hause ermutigen die Angaben auf frischer Hefe zu übermäßigem Gebrauch. Oft steht auf dem 42-Gramm-Würfel »reicht für 500 bis 1000 Gramm Mehl«. Somit kämen sogar über 8 Gramm Hefe pro 100 Gramm Mehl zum Einsatz.

Wer gesundheitsbewusst einkauft und deswegen Bio- oder Vollkornbrot bevorzugt, dabei aber Hefe als Triebmittel akzeptiert, belastet sich in vielen Fällen noch weit schwerer mit der pilzigen Nukleotidbombe. Denn die viele Kleie, erst recht sichtbare Kornbestandteile oder sogar ganze Körner erfordern von den fleißigen Mikroorganismen noch ganz andere Kräfte, damit der Teig aufgeht. Bis zu zehn Prozent Hefezusatz sollen je nach Hersteller verwendet werden, um dem fertigen Brotlaib die erforderliche Leichtigkeit zu verleihen. Wer neben so einem Biobrot gerne und großzügig auch noch bei Hefegebäck zugreift, egal ob Brötchen, Brezeln oder süße Teilchen, und vielleicht sogar täglich ein Glas Bier trinkt, belastet seinen Stoffwechsel genauso mit Nukleotiden (und Harnsäure) wie ein überzeugter Fleischesser. Und die Werte steigen noch mal, wenn man zu vegetarischen und veganen Gemüseaufstrichen greift …

Zur Hefe im Brot kommt Hefe aufs Brot

Im Jahr 1902 wurde in Burton-on-Trent, einem britischen Zentrum der Brauindustrie, eine Fabrik gegründet, in der man das Abfallprodukt aus der Bierherstellung noch anders verarbeiten wollte. Es war die Geburtsstunde von »Marmite«, einer dunkelbraunen Hefepaste, die wie Dicksaft oder Nusscreme aufs Brot gestrichen wird. Insbesondere Vegetarier fanden schnell Interesse an der pflanzlichen Umami-Bombe mit dem irgendwie fleischähnlichen Geschmack. Als bald darauf die Vitamine entdeckt wurden – und im Hefeextrakt ungewöhnlich hohe Mengen an B-Vitaminen –, war die Paste auch unter gesundheitlichen Gesichtspunkten scheinbar geadelt.

Bis heute gilt Hefeextrakt als supergesund, nicht nur in England, sondern zum Beispiel auch in Deutschland – noch dazu ist er vegan, was ihn für viele Verbraucher noch wertvoller macht. Wer weiß denn auch, dass man sich mit ihm eine Wahnsinnsportion Maststoffe aufs Brot streicht und sich so gleich eine doppelte Portion Umami genehmigt – Hefe hoch zwei. Der Glutamatgehalt der britischen Version zum Beispiel beläuft sich auf satte zwei Prozent. Damit gehört der Extrakt zu den Topquellen dafür.

Es steckt schon eine gewisse Ironie darin, dass es beim Thema Abnehmen (nicht nur in England) meist um die fette Butter zwischen dem Toast und dem Aufstrich geht und nicht um das eigentliche Problem: die enormen Maststoffmengen darunter und darüber.

ANTI-MASTSTOFF-TRICK

Meiden Sie Hefepasten am besten komplett, auch wenn sie bio sind. Gemüse-Brotaufstriche kommen ebenfalls selten ohne Hefe aus. Mitunter steckt so viel davon darin, dass man es schon herausschmeckt. Deswegen auch hier lieber Finger weg, wenn Hefe auf der Zutatenliste steht.

GLUTAMAT: APPETIT-GASPEDAL IM GEHIRN

Dass Glutamat so ein guter Maststoff ist, liegt nicht nur daran, dass es die Umverteilung von Verbrauch auf Speicherung in die Wege leitet, was sicherstellt, dass schon bald wieder gegessen wird. Es fungiert auch als Botenstoff in unserem Nervensystem und ist der wichtigste anregende Signalgeber im Gehirn: Es erhöht dessen Energiebedarf und beeinflusst damit maßgeblich unser Essverhalten.

Als Forscher in einem Experiment Pavianen den Anti-Alzheimer-Arzneistoff Memantin ins Futter mischten, der die Empfangsstationen fürs Glutamat (NMDA-Rezeptoren) blockiert, sodass sich die angesteuerten Nervenzellen nicht mehr von dem stark anregenden Signalstoff aus der Ruhe bringen lassen, reduzierten die Affen ihre Nahrungsaufnahme drastisch. Auch ihre Nahrungsauswahl veränderte sich: Süßigkeiten waren plötzlich weniger verführerisch, fette und damit energiereiche Speisen hatten deutlich weniger Anziehungskraft. Kein Einzelfall: Bei anderen Tierarten erzielten Forscher mit dem Glutamathemmer ganz ähnliche Ergebnisse. In zwei kleineren Studien konnte sogar gezeigt werden, dass sich die starken Essattacken bei Menschen mit Binge-Eating-Störung mit Memantin massiv zurückdrängen lassen. In einer Studie normalisierte sich das Essverhalten der Probanden sogar innerhalb weniger Stunden, Heißhungerattacken verschwanden.

Die appetithemmende Wirkung des »Antiglutamats« belegt, dass man die Glutamataktivität nicht ausklammern darf, wenn man das Essverhalten verstehen und vor allem positiv beeinflussen möchte. Zumal die Ergebnisse bei den Pavianen zeigen, dass Glutamat das Verlangen nach Maststoffen entscheidend mitbestimmt: Der Zucker im Süßen soll eine Insulinresistenz bewirken, damit mehr Glukose aus der Nahrung nach oben getrickst wird. Das Ziel: die durch Glutamatfeuerwerke erzeugte Energienot im Gehirn möglichst schnell zu beheben.

Die Ergebnisse der Versuche zeigen auch, dass Heißhungerattacken keine unbegründeten Launen zugrunde liegen und man ihnen deswegen nicht einfach mit etwas gutem Willen widerstehen kann. Vielmehr geht es um ein akutes biologisches Bedürfnis. Allerdings gibt es offensichtlich Schwierigkeiten, dieses zielgenau und nachhaltig zu beantworten.

Freie Fahrt für Glutamat?

Ob das Glutamat aus Dashi, Sojasoße und Kartoffelchips überhaupt bis ins Gehirn gelangt, darüber ist sich die Forschung uneins. Viele Wissenschaftler denken, dass schon die Darmschleimhaut eine unüberwindbare Barriere für das Nahrungsglutamat darstellt. Abgesehen davon würde das meiste Glutamat ohnehin im Darm verstoffwechselt. Es liefere dort sogar Verdauungsenergie, weshalb es durchaus lohnend sei, es durch Kochen und Fermentieren aus den Speisen »hervorzulocken«. Im Auge dieser Wissenschaftler ist »Extraglutamat«, ob nun als E-Zusatzstoff oder Hefeextrakt, im Regelfall eine reine Geschmacksfrage.

Es gibt jedoch auch Untersuchungen, die zeigen, dass schon 150 Milligramm Mononatriumglutamat (E621) pro Kilo Körpergewicht den Glutamatblutspiegel innerhalb von 30 Minuten verdoppeln. Allerdings wurde die Glutamatlösung in dieser Studie nicht pur verabreicht, in dem Trunk waren auch beachtliche Mengen Kohlenhydrate gelöst, die die Aufnahme des anregenden Stoffs ausbremsten. In einem zweiten Durchgang verabreichten die Forscher dann aber noch einmal die gleiche Dosis Mononatriumglutamat, diesmal ohne Kohlenhydrate: Der Blutspiegel war nach einer halben Stunde sogar 14-mal höher. Diese Studien sprechen dafür, dass Glutamatspitzenmengen durchaus die erste Hürde überwinden und ins Blut gelangen können.

Für einen 70 Kilo schweren Erwachsenen würde das bedeuten, dass schon 10,5 Gramm des Maststoffs massive Auswirkungen hätten. 10,5 Gramm? Das mag mengenmäßig zunächst sehr viel erscheinen, wer isst schon einen Esslöffel voll Glutamat? Doch in der EU dürfen einem Nahrungsmittel pro Kilo zehn Gramm Glutamat zugesetzt werden. Es ist also gar nicht so unwahrscheinlich, dass man entsprechend viel davon zu sich nimmt. Noch dazu, weil sich längst nicht alle Hersteller an die gesetzlichen Vorgaben halten. 2017 hat das Landesamt für Landwirtschaft, Lebensmittelsicherheit und Fischerei in Rostock 36 asiatische Suppen und Soßen untersucht: Fünf überschritten die erlaubte Höchstgrenze für Glutamat. Auch ein »intensiv gewürztes« Gericht im Asiarestaurant kann die 5-Gramm-Marke pro Portion schnell einmal überschreiten.

Der Botenstoff aus der Nahrung wird aber auch noch an einer zweiten Stelle zurückgehalten: der Blut-Hirn-Schranke. Diese hochselektive Barriere zwischen den Flüssigkeitsräumen des Blutes und dem zentralen Nervensystem soll das Gehirn wie ein Filter vor Krankheitserregern, Giften und unerwünschten Botenstoffen schützen. Doch nicht in allen Fällen ist die Blut-Hirn-Schranke von Natur aus vorhanden und nicht überall ist sie völlig intakt. Beim tief im Gehirn sitzenden Hypothalamus etwa ist der Schutzwall teilweise porös. Dabei fallen gerade hier wesentliche Entscheidungen über unser Essverhalten. Genauso wird an dieser Stelle das vegetative Nervensystem, das Zusammenspiel zwischen Sympathikus und Parasympathikus reguliert.

Aus biologischen Gründen ist es sinnvoll, dass der Hypothalamus in den eigenen Zellen direkt erfährt, was im Stoffwechsel vor sich geht. Nur so kann er bei Bedarf sofort regulierend eingreifen. Der winzig kleine Nucleus arcuatus misst dazu das Leptin, das den Füllstand in den Fettzellen anzeigt und damit wie das Insulin ein Marker für die Wiederbetankung mit Energie ist (siehe Seite 23). Sind beide Hormonspiegel hoch, veranlasst der Nucleus arcuatus, dass mehr Wachstumshormon gebildet wird. Es ist dann nämlich gerade mehr Energie vorhanden, als für den Verbrauch benötigt wird. Bei jungen Menschen werden die Extrakalorien dann verstärkt fürs Körperwachstum genutzt.

Bei Erwachsenen fördert das Wachstumshormon eher den Wiederaufbau und die Regeneration von Gewebe. Die Möglichkeit zur Feinsteuerung hat jedoch ihren Preis: Weil die Blut-Hirn-Schranke genau hier, am Nucleus arcuatus, besonders durchlässig ist, ist ausgerechnet die Steuerungszentrale von Essverhalten und Energieverteilung möglichem Nahrungsglutamat im Blut weitgehend ungefiltert ausgesetzt.

Wenn Forscher für Untersuchungszwecke bei Versuchstieren den Nucleus arcuatus ausschalten wollen, spritzen sie ihnen direkt nach der Geburt eine hohe Dosis Glutamat, das aufgrund der hier durchlässigen Blut-Hirn-Schranke ungehindert auf ihn einwirkt. Durch die Injektion mangelt es den Jungtieren an Wachstumshormon, sie bleiben klein, werden dafür allerdings sehr fett. Sie können Quantität bei Nährstoffen und Kalorien nicht in Qualität umwandeln, Energie nicht ausreichend zum Aufbau ihrer biologischen Strukturen nutzen.

Die Wissenschaft nutzt bei diesem Experiment eine weitere Besonderheit im Glutamatstoffwechsel: Die Nervenzellen können sich dem Aktivierungsbefehl des Glutamats nicht maßgeblich entziehen und darüber in einen derartigen Erregungszustand geraten, dass sie daran zugrunde gehen. Es fehlt ein Schutzschalter, eine Art Sicherung, die herausspringt und so einen Nervenzelltod verhindert. Das heißt: Durch eine Hochdosis Glutamat lässt sich der Nucleus arcuatus auslöschen.

FATBURNER WACHSTUMSHORMON

Das Wachstumshormon ist auch ein starker Fettverbrenner. Bezeichnenderweise bilden fettleibige Menschen, obwohl ein massiver Energieüberschuss besteht, vergleichsweise wenig davon. Denn bei ihnen ist die energiewegweisende Funktion des Nucleus arcuatus gestört.

Dieser sogenannte exzitatorische, durch Glutamatübererregung ausgelöste Zelltod ist von entscheidender Bedeutung bei vielen Erkrankungen des zentralen Nervensystems. Bei einem Schlaganfall beispielsweise setzen absterbende Zellen selbst wieder große Mengen Glutamat frei, womit sie umliegende, eigentlich gesunde Zellen mit in den Zelltod reißen.

Auch bei der Alzheimererkrankung, der häufigsten Form von Demenz, geht der Zerstörungsprozess im Hippocampus, dem Tor zum Langzeitgedächtnis, mit hoher Wahrscheinlichkeit von Nervenzellen aus, die übermäßig stark mit Glutamat aktiviert werden.

Es ist zwar keinesfalls davon auszugehen, dass das wenige Nahrungsglutamat, das für gewöhnlich die Blut-Hirn-Schranke überwindet, Ursache für eine derart fatale Überaktivierung der Nervenzellen im Hippocampus ist. Aber im späteren Krankheitsverlauf wäre eine Verschlimmerung durch allzu üppige Glutamatmahlzeiten durchaus denkbar. Denn bei Alzheimer, wie auch bei anderen neurodegenerativen Erkrankungen ist die Blut-Hirn-Schranke gestört – wobei diese Störung nicht einmal weite Teile des Gehirns betreffen muss. Bei einigen Krankheiten reicht möglicherweise bereits eine leichte Undichtigkeit an entscheidender Stelle, damit ein Anstieg von Glutamat im Blut übermäßig anregend wirkt und eine Attacke folgt. So konnte zum Beispiel vor Kurzem nachgewiesen werden, dass bei einem Teil der Menschen mit Migräne die Barriere im sogenannten Mandelkern weniger dicht ist. Diese kleine Schaltzentrale ist für die emotionale Bewertung von Ereignissen zuständig – und Glutamat gilt als häufiger Trigger von Migräneattacken.

Bei stark übergewichtigen, ansonsten scheinbar gesunden Personen konnte ebenfalls eine Schrankenstörung nachgewiesen werden – wieder genau im Hippocampus. Gleichzeitig ließen sich bei ihnen schon erste leichte Störungen beim Lernen und Erinnern nachweisen – auch das ist typisch für eine beeinträchtigte Funktion des Hippocampus.

Neben der natürlichen Undichte der Blut-Hirn-Schranke im Hypothalamus und jener bei neurodegenerativen Erkrankungen und starkem Übergewicht können auch körperliche Erkrankungen die Barriere zwischen Gehirn und Blutkreislauf beeinträchtigen, so wie zum Beispiel starke Entzündungen.

Genauso spricht das sogenannte Chinarestaurant-Syndrom dafür, dass unter Umständen doch einmal eine ganze Menge Glutamat »durchkommen« kann. Zwar ist dieses Syndrom selten, ausreichend widerlegt ist es deswegen aber nicht. Kanadische Forscher haben beispielsweise Tests mit Versuchsteilnehmern unternommen, die sich selbst als glutamatüberempfindlich bezeichnen. Bei einem Teil der Probanden zeigten sich nach Einnahme einer Glutamatlösung tatsächlich einige typische Symptome signifikant öfter als nach der Einnahme eines Placebos. Zudem berichteten die Teilnehmer bei steigender Dosis von 1,25 über 2,5 auf 5 Gramm häufiger von Symptomen. Ein weiterer Hinweis auf einen ursächlichen Zusammenhang zwischen Nahrungsglutamat und den Beschwerden des Chinarestaurant-Syndroms.

CHINARESTAURANT-SYNDROM

Die typischen Symptome beim Chinarestaurant-Syndrom sind Mundtrockenheit, Nackensteifheit, Kopfschmerz, Nervenkribbeln und Muskelanspannung. Sie würden zu der Annahme passen, dass Übermengen Glutamat beide Barrieren – Darmwand und Blut-Hirn-Schranke – überwunden haben und nun eine sehr massive, unangenehme Überaktivierung im Gehirn auslösen.

Ein zweischneidiges Schwert

Angesichts all dieser Fakten stellt sich die Frage, ob nicht doch auch ein gewisses Quantum Extraglutamat aus üppig glutamatisierter Glasnudelsuppe oder Fertigsalatsoße ins Gehirn kommt und damit unmerklich die Nervenzellen aktiviert. Zu dieser Annahme könnte auch eine spannende Studie an jungen, stoffwechselgesunden Versuchsteilnehmern führen. Eine Glutamatlösung sorgte bei ihnen dafür, dass der Blutzuckerspiegel nach einer anschließend verzehrten Mahlzeit um 30 Prozent weniger anstieg als bei einer Vergleichsgruppe, die ein Placebo erhielt. Verantwortlich dafür war nicht etwa eine erhöhte Insulinproduktion, stattdessen wurde einfach nur mehr Glukose »abgeschöpft« – offenbar vom Gehirn, das dazu kein Insulin braucht.

Bei gesunder Stoffwechsellage könnten also moderate Glutamatmengen genau das erzielen, was generell wünschenswert ist: eine Verteilung der Glukose nach oben. Zugeführte Kohlenhydrate würden dann weniger in Fett umgewandelt, sondern ins Gehirn geschifft. Es ist also durchaus sinnvoll, wenn die Pasta mit ein wenig Extraglutamat aus Tomatensoße und frisch geriebenem Parmesan noch schmackhafter gemacht wird. In Ostasien kombiniert man die traditionellen Glutamatbomben meist mit klebrigem Reis, der aufgrund seiner Stärkezusammensetzung besonders schnell ins Blut schießt und so in punkto Blutzuckeranstieg fast alle anderen Speisen in den Schatten stellt. Laut vieler Ernährungsphilosophien ist das eine Gesundheitskatastrophe. Dennoch sind Übergewicht und vor allem Diabetes in Ostasien relativ neue Phänomene, die erst mit dem Einzug der westlichen Ernährungsweise zum Problem wurden. Möglicherweise kommt Sojasoße und Co. die Aufgabe zu, viel von der anflutenden Glukose ins Gehirn und damit in den Verbrauch umzuleiten.

Glutamat ist demnach nicht nur ein Problemstoff. Eine kleine Extraportion davon aktiviert das Gehirn und regt das sympathische Nervensystem an, das Blutdruck und Wachheit fördert. Mit Maststoffen lässt sich eben nicht nur treffsicher

Figurdesign betreiben, sondern auch Stimmungsdesign. Auch fürs Lernen und zur Stabilisierung des Erlernten ist der Glutamataustausch zwischen den Nervenzellen von entscheidender Bedeutung. Bei gesunden, schlanken Menschen darf es daher wahrscheinlich auch gerne mal etwas mehr davon sein.

Bei Übergewichtigen und auch bei so mancher Krankheit dagegen ist der Toleranzbereich deutlich weiter unten anzusetzen. Wenn der Verteilungsschlüssel zwischen Gehirn und Fettdepots schlecht ist und Kohlenhydrate bereits eine stark überschießende Insulinausschüttung veranlassen, könnte ein durch Glutamat entstehender Mehrbedarf im Gehirn vor allem massiv den Appetit und die Essmenge steigern und damit die Fettdepots noch weiter füllen. Wer den Mastmodus verlassen möchte, sollte die Glutamataktivität daher nicht mehr als nötig hochfahren. Das gelingt unter anderem, indem man psychosozialen Stress mindert. Der jagt nämlich den Glukosebedarf des Gehirns stark nach oben und regt damit eben auch die Glutamatausschüttung an. Lässt der Stress dauerhaft nach, verringern sich dementsprechend Maststoff- und Kalorienliebe von alleine. Mindestens genauso wichtig aber ist, die Extraportion Glutamat aus der Nahrung zu verringern, die den Appetit so schrecklich steigert – und das eben nicht nur auf der Zunge, sondern direkt im Gehirn.

MASTSTOFFHYPE

Drei Gründe für den stark gestiegenen Konsum des Maststofftyps Umami:

- Breite Verwendung von Glutamat und Nukleotiden als Zusatzstoff in der Lebensmittelindustrie
- Gestiegener Fleischkonsum
- Hefeboom im Brot – und oft auch auf dem Brot

Umami-Gehalt in westlichen Lebensmitteln

Lebensmittel	Umami 1:* Glutamat	Umami 2:** Nukleotid-vorläufer
	mg/100 g	mg/100 g
Hefe		
Bierhefe	–	ca. 946***
Hefeaufstrich Marmite	1960	–
Hefeextrakt	1020–1110	–
Fleisch		
Rindfleisch	10	–
Rind, Filet	–	98,4
Rind, Herz	–	185
Rind, Leber	–	219,8
Rind, Nieren	–	174,2
Schweinefleisch	10	–
Schwein, Nieren	–	195
Schwein, Leber	–	284,8
Schwein, Schulter	–	81,4
Schwein, Filet	–	119,7
Hähnchen	13	–
Hähnchen, Brust	11–30	141,2
Hähnchen, Leber	–	312,2
Hähnchen, Schenkel	29–61	122,9
Hähnchenknochen	358	–
Wildschwein, Lende	19	–
Wildschwein, Schenkel	67	–
Würstchen, Frankfurter	–	49,8
Würstchen, Wiener	–	45,5
Speck	198	61,8

Lebensmittel	Umami 1:* Glutamat	Umami 2:** Nukleotid-vorläufer
	mg/100 g	mg/100 g
Leberpastete	–	80
Schinken	77	74,2
Schinken, roh	340	138,3
Salami	–	120,4
Foie gras (Stopfleber)	195	–
Fisch & Meeresfrüchte		
Hering	10	139,6
Hering, geräuchert	16	–
Forelle	10	180,9
Lachs	10–32	119,3
Sardine	12–16	210,4
Thunfisch	5	157,4
Kalmar	15	160,5
Anchovis (Sardelle), getrocknet	37–65	1108,6
Anchovis (Sardelle), mariniert	630–1440	–
Anchovis (Sardelle)	9	–
Kaviar	82	94,7
Auster	42–190	184,5
Krill	–	225,7
Venusmuschel	203	145,5
Garnelen	21–36	273,2
Königskrabbe	–	99,6
Ei, Milch & Milchprodukte		
Hühnerei	20	0
Milch	1	0
Joghurt	–	5,2

Lebensmittel	Umami 1:* Glutamat	Umami 2:** Nukleotid-vorläufer
	mg/100 g	mg/100 g
Käse	–	5,7
Käse, Mozzarella	1	–
Käse, Cheddar, 8 Monate	182	–
Käse, Manchego, 9 Monate	295	–
Käse, Emmentaler	308	–
Käse, Roquefort	471	–
Käse, Comte de Montagne, 18 Monate	1570	–
Käse, Parmesan, 24 Monate	1680	–
Käse, Parmesan, 48 Monate	2220	–
Getreide, Hülsenfrüchte & Nüsse		
Mehl	14	25,8
Reis	2	25,9
Mandeln	–	31,4
Erdnüsse	–	49,1
Tofu	–	20
Tofu, frittiert	–	54,4
Sojamilch	39	22
Gemüse		
Aubergine	6–17	50,7
Blumenkohl	46	57,2
Brokkoli	30	70
Champignon	42–274	–
Gurke	1–51	9,4
Kartoffel	10–52	6,5
Kohl	25–50	3,2

Lebensmittel	Umami 1:* Glutamat	Umami 2:** Nukleotid-vorläufer
	mg/100 g	mg/100 g
Paprika, grün	32	69,2
Petersilie	69	288,9
Spargel, oberer Teil	97	55,3
Spinat	48	51,4
Tomate bzw. Cherrytomate	170–195	3,1
Tomate, getrocknet	650–1140	–
Zucchini	20	13,1
Zwiebel	15–51	2,3
Früchte		
Apfel	4–5	–
Banane	3	3,0
Erdbeeren	12	2,1
Honigmelone	161	–
Kiwi	5–8	–
Orange	0–19	–
Pfirsich	16	–
Trauben	1–17	–
Zitrone	10	–
Anderes		
Gelée Royale	–	403,4

* Quelle: eigene Darstellung in Anl. an Umami Information Center

** Quelle: eigene Darstellung in Anl. an Kaneko 2014

*** eigene Berechnung

– keine Angaben

Umami-Gehalt in ostasiatischen Lebensmitteln

Lebensmittel	Umami 1:* Glutamat	Umami 2:** Nukleotid-vorläufer
	mg/100 g	mg/100 g
Kombu, Alge	2290–3380	46,4
Katsuobushi, getrocknete Bonitoflocken	23	493,3
Nori, Alge	550–1350	591,7
Wakame, Alge	2–5	262,4
Shiitake, Pilz, getrocknet	1060	379,5
Shiitake, Pilz, roh	71–83	242,3
Bambussprosse, oberer Teil	14–90	63,3
Bambussprosse, unterer Teil	14–90	30,8
Natto, fermentiertes Sojaprodukt	140	113,9
Bonito (Thunfischart)	9	211,4
Krill (Okiami)	–	225,7
Sardelle, getrocknet (Anchovis)	630	1108,6
Mini-Sardinen, getrocknet (Niboshi)	–	746,1
Austernsoße	900–2670	134,4
Sojasauce	400–1700	45,2
Fischsoße, thailändisch (Nam Pla)	950	93,1
Fischsoße, Korea (Myulchichot)	1079	–
Fischsoße, Kambodscha (Prahoc)	1579	–
Miso, Paste, insbesondere aus Soja	31–990	63,5
Grüner Tee, Blätter	220 – 670	–
Spirulina (Nahrungsergänzung)	–	1076,8

* Quelle: eigene Darstellung in Anl. an Umami Information Center

** Quelle: eigene Darstellung in Anl. an Kaneko 2014

– keine Angaben

MASTSTOFFTYP N° 2: FRUKTOSE

Keinem anderen Maststofftyp sind wir vermutlich so verfallen wie der Fruktose, dem Zucker, der Früchten ihren verführerisch süßen Geschmack verleiht. Dabei bedient frisches Obst heutzutage nicht einmal ein Sechstel der schwindelerregend großen Menge, die wir uns davon zuführen – rund viermal so viel wie unsere Vorfahren. Den Löwenanteil daran bestreitet »normaler« Haushaltszucker, der zur Hälfte aus Fruktose (Fruchtzucker) besteht. Und der wiederum steckt überwiegend in fertigen Nahrungsmitteln.

Fruktose ist die ungekrönte Königin des süßen Geschmacks und freiwillig würde sie wohl niemand gegen einen anderen Zucker oder einen Süßstoff austauschen. Wir wissen instinktiv, dass nichts an sie heranreicht. Sobald ein Riegel Schokolade oder ein duftendes Stück Kuchen lockt, schmelzen auch die besten Absichten dahin. Und wie es nach dem ersten Stückchen weitergeht, ist allgemein bekannt …

Fruktose macht wie kein anderer Maststoff deutlich, wie tief wir in den Bann dieser Stoffwechselmanipulatoren geraten können und wie schwer es ist, sich wieder daraus zu befreien. Hier wird offenbar, wie sehr uns unser Instinkt, wenn er sich einmal dazu entschlossen hat, unerbittlich auf Maststoffkonsum trimmt.

NATÜRLICHER SUPERMASTSTOFF

So manche Tierart verfällt in Erwartung magerer Zeiten der Fruktose. Der Amerikanische Schwarzbär beispielsweise, ein Raubtier beachtlicher Größe – männliche Exemplare erreichen immerhin ein Körpergewicht von bis zu 400 Kilogramm –, wird im späten Herbst zum Fruktivoren und frisst überwiegend nur noch Früchte und Beeren – bevorzugt überreife, weil deren Masteffekt besonders groß ist. Überreife Früchte enthalten zudem weniger Vitamin C und andere antioxidative Pflanzenstoffe wie Polyphenole, die üblicherweise den Masteffekt torpedieren (mehr dazu ab Seite 91). Deshalb gelingt es den Schwarzbären, im Herbst bis zu 14 Kilogramm zusätzliche Fettreserve für den Winter anzulegen.

Auch andere Tierarten, die sonst eher auf herzhafte Kost stehen, entwickeln, wenn die Tage kürzer werden, ein Faible für Früchte. Ob Marder, Füchse oder Waschbären: Sie alle werden plötzlich zu passionierten Früchteessern. Genauso nutzen Zugvögel die süßen Verführer an Bäumen und Sträuchern, um Energiereserven aufzubauen, auch wenn sie sonst übers Jahr vor allem Insekten fressen, so wie die Gartengrasmücke. Selbst einige Fischarten haben sich auf Früchte spezialisiert, so wie der Pacu im Amazonas. Wenn die Zeit des großen Regens kommt und der gewaltige Strom über seine Ufer tritt, lauert er zwischen den Bäumen und verspeist herunterplumpsendes Fallobst. Auf diese Weise kann er seinen Körperfettgehalt fast verdreifachen. Geht das Wasser wieder zurück, können die Fische bis zu einem halben Jahr von den aufgebauten Reserven zehren – während sie darauf warten, dass der große Regen wiederkommt, das Wasser erneut steigt und sie zurück ins Früchteparadies trägt.

Es mag zunächst überraschen, dass gerade vergleichsweise nährstoffarme Früchte die Treibstofflager derart effektiv füllen. Nach gängiger Theorie sind sie schließlich zum Sichdickessen denkbar ungeeignet. Werden Früchte nicht eher zum Abnehmen empfohlen? Tatsächlich bleibt der fantastische Masterfolg bei Bär oder Pacu rätselhaft, wenn man allein den Brennwert von Früchten betrachtet. Dann bieten die Beerensträucher nämlich eine echt magere Ausbeute. Zudem sind die meisten Früchte fast frei von Fett – sieht man von ein paar Ausreißern wie Avocado und Olive ab. Dass die Tiere trotzdem gerade dann auf Früchte umsteigen, wenn sie mehr Fett aufbauen wollen, bekommt erst Sinn, wenn man weiß, dass die Fruktose darin ein Wahnsinnsmaststoff ist, mit dem sich der Stoffwechsel in Richtung Fettaufbau manipulieren lässt.

Heute lässt sich die unglaubliche Maststoffwirkung von Fruktose natürlich nicht nur auf der Waage bestaunen, sondern auch wissenschaftlich belegen: Mehrere Studien fanden heraus, dass bei Menschen direkt nach dem Verzehr einer größeren Menge Fruktose der Harnsäurespiegel im Blut deutlich ansteigt. Und dieser Mastvermittler stört wie beim Maststofftyp N° 1 die Aufnahme von Glukose in die Muskelzellen sowie die Bildung von Verbrauchsenergie in den Mitochondrien (siehe Seite 53).

Die Stoffwechselmanipulation in Richtung Fettaufbau beschränkt sich bei Fruktose jedoch nicht nur auf die Sofortwirkung. Wenn generell mehr süße Speisen verzehrt werden, ist der Harnsäurespiegel bald auch dann erhöht, wenn der Magen leer ist. Der Mastmodus wird also dauerhaft etabliert – und damit lässt der Hunger so gut wie nie nach. Kein Wunder also, wenn die Zahl auf der Waage immer mehr nach oben klettert.

Der fulminante Masteffekt größerer Fruktosemengen lässt sich dadurch erklären, dass dieser Zuckertyp vom Stoffwechsel auf ganz besondere Weise verarbeitet wird: Wenn die Fruktose in die Zelle eintritt, muss zunächst einmal das Mineral Phosphor an sie angelagert werden. Das verbraucht Energie, vor allem aber Phosphor. Das ist im Glukosestoffwechsel zwar nicht anders. Allerdings gibt es einen entscheidenden Unterschied zwischen den beiden Enzymen, die den jeweiligen Zuckerstoffwechsel einleiten: Das Enzym Glukokinase beginnt zu »bummeln«, wenn es viel Glukose zur Verbrennung vorbereitet hat, diese aber nicht zügig genug weiterverarbeitet wird. Durch diese negative Rückkopplung wird nicht nur eine Überproduktion von Glukose-6-Phosphat vermieden, dem ersten Schritt der Glykolyse, also der Gewinnung der Verbrauchsenergie ATP. Vor allem wird so ein übermäßiger Phosphorverbrauch verhindert.

Die Fruktokinase dagegen, die bei der Fruktose das Anheften von Phosphor betreibt, kennt diesen Bremsmechanismus nicht. Sie wandelt völlig enthemmt um, was an Fruktose angeliefert wird – und bringt die Zellen damit in große Schwierigkeiten. Eindeutiger Verlierer ist dabei ATP, denn es bräuchte ebenfalls Phosphor. »TP« steht für drei (tri) Phosphoreinheiten. Wenn diese wegen massiven Phosphorraubs durch Fruktose fehlen, bleibt das A (Adenosin) »nackt« – und genau das ist das Problem. Denn pures Adenosin ist wie die Nukleotide aus DNA und RNA Ausgangssubstanz für die Harnsäurebildung. Das Gleiche geschieht mit einem weiteren Verbrauchsenergieträger der Zelle: Guanosintriphosphat, kurz GTP. Es ist die Kraftquelle für den Aufbau von Proteinen, also sehr wichtig für die Körpersubstanz. Wie das A beim ATP bleibt nach dem Phosphorraubzug nur das G (Guanosin) übrig – und das geht ebenfalls den Weg zur Harnsäure. Das heißt: Viel Fruktose fährt automatisch die Harnsäurebildung hoch.

Körpereigene Harnsäurequellen

Wenn die folgenden Substanzen in der Zelle abgebaut werden, gehen sie in die Harnsäurebildung ein, erhöhen damit den Harnsäurespiegel und fördern den Fettaufbau.

Typ	Langname	Funktion
DNA	Desoxyribonukleinsäure	Erbinformation
RNA	Ribonukleinsäure	Informationsüberträger
ATP	Adenosintriphosphat	Verbrauchsenergieüberträger
GTP	Guanosintriphosphat	Verbrauchsenergieüberträger (Proteinbiosynthese)

Ein Fall für die Leber

Schon länger stand Zucker als Phosphorräuber in der Kritik. Doch das Ausmaß der dadurch ausgelösten Folgen für den Stoffwechsel konnte erst die neuere Forschung aufdecken. Ein Fruktoseschock kann in der Zelle innerhalb kurzer Zeit einen ATP-Verlust von 20 bis sogar 60 Prozent verursachen – einfach nur, weil die Fruktokinase »autistisch« vor sich hin arbeitet. Zu einem vergleichbaren Energieverlust kommt es bei einem Herzinfarkt oder Schlaganfall, wenn das Gewebe von der Blut- und damit der Sauerstoffversorgung abgeschnitten ist und deshalb schließlich abstirbt. Und genau diese Attacke auf die Verbrauchsenergie macht letztendlich insulinresistent.

Glücklicherweise ist das Stoffwechseldesaster, das Fruktose durch den Phosphorraub auslöst, lokal begrenzt. Denn wenn der Problemstoff überhaupt den Weg vom Darm in den Organismus findet, nimmt sich erst einmal die Leber seiner an. Zudem bilden viele Organe gar keine Fruktokinase. Selbst wenn die Fruktose also aus dem Entgiftungsorgan in den Körperkreislauf gelangt, stürzen nicht gleich alle Zellen ins Chaos.

Allerdings reicht die Fruktoseattacke auf unser zentrales Stoffwechselorgan völlig aus, um die Harnsäure hochzujagen und den ganzen Organismus in den Mastmodus zu verschieben. Der ATP-Crash vor Ort ist für das Gehirn Signal genug, Nachschub anzufordern. Genauso reicht es völlig, dass die Leber insulinresistent ist, um in eine Stoffwechsellage Richtung Diabetes zu geraten. Dementsprechend deutet Fettansammlung in der Leber weitaus sicherer auf ein mögliches Diabetesrisiko hin als solche im Bauchinneren. Erschreckende Prognosen, wenn man bedenkt, dass bis zu einem Viertel der Bevölkerung heute nach medizinischer Definition eine Fettleber hat.

Besonders effektiv ist Fruktose – wie auch schon Glutamat –, wenn sie in Lösung und in großen Mengen auf einmal angeliefert wird. Eine schnell heruntergestürzte Limonade, ein Glas Cola, ein Tässchen Espresso mit viel Zucker, genauso aber auch

ANTI-MASTSTOFF-TRICK

Wasser und ungesüßter Tee sind die besten Durstlöscher. Softdrinks und Säfte dagegen sind echte Turbodickmacher und sollten, wenn überhaupt, nur ausnahmsweise getrunken werden – und dann schön langsam und am besten als Getränk zum Essen.

ein vermeintlich gesunder Orangensaft kann die Leber kaum gesund bewältigen, denn sie schießt ins Blut, das von der Pfortader gleich beim Entgiftungsorgan angeliefert wird. Zucker in Getränken erhöht deswegen das Risiko für einen Diabetes weit mehr als Zucker in fester Form.

DIABETESGEN NUMMER 2

Wieder einmal gibt es eine biologische Ursache dafür, dass Fruktose den Stoffwechsel des Menschen besonders wirksam durcheinanderwirbeln und in Richtung Fettaufbau verschieben kann. Zum einen fehlt uns das aktive Uricase-Gen, das im Körper den Abbau von überschüssiger Harnsäure ermöglicht (siehe Seite 53). Zum anderen verhindert seit etwa 61 Millionen Jahren eine weitere Genmutation, dass unser Organismus selbst Vitamin C bildet. Während zum Beispiel Hunde und Katzen ihren Bedarf an diesem Vitamin in Eigenarbeit decken können, müssen Menschen es regelmäßig über die Nahrung zuführen.

Dabei wäre ein ausreichend hoher Vitamin-C-Spiegel nicht nur gut fürs Immunsystem. Er fördert auch direkt die Harnsäureausscheidung und senkt nachweislich und sehr deutlich das Risiko, an Gicht zu erkranken. Zudem wirkt Vitamin C als Antioxidans dem fettaufbauenden Effekt von Fruktose entgegen, indem es einen Teil des oxidativen Stresses an den Mitochondrien abfängt. Diese produzieren dann statt Fett die Verbrauchsenergie ATP.

Genau das ist auch der Grund, warum frische Früchte keinen Masteffekt haben: Sie liefern mit der Fruktose immer gleich eine große Portion Vitamin C. Zu wenig Vitamin C verstärkt hingegen den Masteffekt der Fruktose noch einmal enorm.

Die Krux: Vitamin C ist sehr empfindlich und geht schnell verloren, wenn Lebensmittel länger gelagert oder erhitzt werden. Genau das aber ist bei Fallobst oder Kompott der Fall. Sie sind deshalb für uns Menschen hocheffektive Mastmittel.

In Zeiten von Nahrungsunsicherheit war die Unfähigkeit, selbst Vitamin C herzustellen, ein echter Überlebensvorteil. Schließlich konnte so mit dem Maststoff Fruktose noch einmal deutlich mehr Körperfett für Notzeiten aufgebaut werden – wenn auch zu einem hohen Preis. Nicht nur, dass das Gichtrisiko wuchs, es bestand auch immer die Gefahr, an Skorbut zu erkranken. Gerade in kühleren Klimazonen oder auf hoher See, wo oft monatelang das Angebot an frischen Früchten fehlte, war diese Vitamin-C-Mangelkrankheit weitverbreitet.

Von einer krankhaften Vitamin-C-Unterversorgung sind wir heute zum Glück weit entfernt. Im Supermarkt gibt es das ganze Jahr über frische Früchte. Zudem wird Vitamin C in Form von Ascorbinsäure (E 300) etlichen Produkten als Antioxidans und Konservierungsmittel zugesetzt. Unsere Genmutation hat an der aktuellen globalen Übergewichts- und Diabetesepidemie daher allenfalls einen geringen Anteil. Dennoch ist es für Menschen mit erhöhter Harnsäureproduktion durchaus eine Option, mit einer Extraportion Vitamin C gegenzusteuern und die Ausscheidung des Problemstoffs zu fördern.

ANTI-MASTSTOFF-TRICK

Achten Sie auf eine ausreichende Vitamin-C-Versorgung und essen Sie regelmäßig frisches Obst und Gemüse. Aber nicht zu viel auf Vorrat kaufen, denn durch tagelanges Herumliegen löst sich das Vitamin im wahrsten Sinn des Wortes in Luft auf.

SÜSSER MASTSTOFF STATT SÜSSER NÄHRSTOFF

Die Fruktosegier zeigt wie schon beim Maststofftyp Umami, dass unser Geschmackssinn oft weniger auf Nähr-, denn auf Maststoff geeicht ist. Aus Nährstoffsicht wäre ohne Frage die Glukose der Fruktose vorzuziehen. Sie ist 1:1 die Energiequelle für das Gehirn und somit am besten in der Lage, dessen riesigen Sonderbedarf zu stillen. Darüber hinaus ermöglicht sie es den Muskeln, kräftig durchzustarten, bis Atem- und Herzfrequenz dem plötzlichen Mehrbedarf entsprechend arbeiten.

Zwar wandelt der Körper auch einen Teil der Fruktose aus der Nahrung in Glukose um – aber eben nur einen Teil. Schon nach dem Genuss von Haushaltszucker, der zur Hälfte aus Glukose und Fruktose besteht, steigt der Blutzucker viel weniger rasant nach oben als bei reiner Glukose. Bei reiner Fruktose steigt er kaum noch. Aus diesem Grund galt der Zucker lange als besseres Süßungsmittel für Diabetiker. Dabei ist sie gerade für die gar nicht gesund: Heute weiß man, dass Fruktose in größeren Mengen die Insulinresistenz stark erhöht.

Wenn es beim Geschmacksempfinden um hohen Nährwert ginge, um das, was dem Gehirn viel Energie liefert, müssten wir auch »wenig süß« dem »viel süß« vorziehen. Denn genau so schmeckt unser Grundnahrungsmittel: die Stärke aus Getreide oder Knollen. Dass relativ wenig Süßgeschmack größere Glukosemengen ankündigt, liegt daran, dass die komplexen Glukosegitter von den Geschmacksknospen für süß nicht erkannt werden wie Einfach- und Zweifachzucker (zu diesen zählen auch die Fruktose und der Haushaltszucker). Stattdessen lösen lediglich ein paar lose Glukoseeinheiten den begehrten Geschmack aus.

Bei Früchten hingegen folgen auf den großspurigen Süßgeschmack nur vergleichsweise wenig verwertbare Kohlenhydrate. Warum also bevorzugen Menschen nicht ganz leichte Süßnoten? Und müsste angesichts der Turbulenzen, die Fruktose im Stoffwechsel verursacht, zu viel süß aus Gründen des Selbstschutzes nicht Widerwillen auslösen, wie etwa bei zu viel Salz?

Genau das Gegenteil trifft zu. Das Belohnungssignal im Gehirn fällt, wenn die Zunge Fruktose wahrnimmt, deutlich enthusiastischer aus als bei Glukose. Die Dopaminausschüttung in den Wohlfühlzentren ist viel stärker ausgeprägt.

Mit dem Grad an Süßkraft lässt sich das nicht erklären. Zwar hat Glukose nur etwa 70 Prozent der Süßkraft von Fruktose, doch es würde dann genügen, einfach etwas mehr Zucker zu verwenden, um gleichzuziehen. Fraglos ließe sich so mit reiner Glukose der Haushaltszucker ersetzen – was einen Riesenschritt in Richtung maststoffärmere Ernährung bedeuten würde. Doch was theoretisch so einfach klingt, wird praktisch wieder einmal zur Herausforderung. Denn eine solche Umstellung würde in den meisten Fällen nicht widerstandslos über die Bühne gehen. Es fehlt dann nämlich spürbar der gewisse Kick – auf der Zunge und für die Seele.

Was bleibt, ist die Frage, warum wir den Manipulationskräften von Früchten so gerne erliegen. An ihrem Nährwert kann es wie schon gesagt nicht liegen. Ein erwachsener Mann müsste für seinen Energiebedarf 4,4 Kilogramm Äpfel täglich essen, das sind etwa 30 Stück. Alternativ kämen auch 6,5 Kilogramm Blaubeeren infrage. Bei unseren Vorfahren mit ihrem deutlich höheren Energiebedarf wären es sogar 8,3 Kilogramm von den kleinen Beerenfrüchten gewesen. Und dabei sind Schwerstarbeit oder Kälte noch nicht einmal mit eingerechnet.

Noch deutlicher wird die mangelnde Nährstoffdichte, wenn es um Proteine und Fette geht. Bei Letzteren bleiben viele Früchte deutlich unter einem halben Prozent. Was den Proteingehalt angeht, ist es zwar mehr, aber auch diese Werte sind meilenweit entfernt von dem, was unser Körper braucht.

Zur Frage der Menge kommt dann noch die Frage der Qualität der enthaltenen Nährstoffe – auch da schneiden Früchte im Vergleich zu vielen anderen Nahrungsmitteln eher magerer ab.

Fraglos sind Früchte eine hervorragende Quelle für Vitamin C. Doch so wichtig der lebensnotwendige Mikronährstoff auch ist, löst er doch nicht das Problem der geringen Energiedichte. Stattdessen erschwert er den Aufbau von Fettdepots für magere Zeiten noch zusätzlich, indem er den Harnsäurespiegel senkt.

Das süße Versprechen

Für Tierarten, deren Stoffwechsel, Verdauungstrakt und Lebensstil nicht auf Früchte spezialisiert sind, sind diese ziemlich uninteressant – egal, wie bunt und süß sie auch sein mögen. Große Raubtiere »naschen« vielleicht mal, wenn sich die Gelegenheit bietet. Doch lange Zeit verschwenden sie nicht dafür – die ist in die Jagd nach Beute mit mehr lebensnotwendigen Nährstoffen deutlich besser investiert.

Die Pflanze, die Beeren oder Früchte trägt, möchte aber genau das: dass Tiere länger verweilen. Sie steckt nämlich naturgegeben in einem Dilemma: Sie hat Wurzeln geschlagen. Das sichert zwar die Versorgung mit Wasser und Mineralien, aber die kompromisslose Standorttreue erschwert die Ausbreitung über Nachkommen. Und genau hier kommen wieder die Tiere ins Spiel. Sie sollen die Früchte fressen und die Samen darin mit dem Kot weiterverteilen. Dung inklusive!

Wieder hilft ein bisschen Manipulation, wobei der zuckersüßen Fruktose einmal mehr eine Schlüsselrolle zukommt. Denn während sie auf der Zunge vollmundig reichlich Kohlenhydratenergie ankündigt, sträubt sie sich im Magen-Darm-Trakt gegen die Verwertung. Statt ins Blut und damit in die Zellen wandert der Großteil einfach weiter in den Dickdarm. Dort zieht das Kohlenhydrat Wasser und fördert auf diese Weise die Entleerung. Einige Fruchtarten enthalten extra noch Zuckeralkohol, der diese abführende Wirkung zusätzlich steigert – Pflaumen zum Beispiel, nebenbei ein traditionelles Hausmittel gegen Verstopfung.

Diese kräftige »Entleerungshilfe« operiert fraglos zum Wohle des pflanzlichen Nachwuchses. Es werden nicht nur möglichst viele stickstoffreiche Kotmengen mitgerissen, der Wassersog der Kohlenhydrate entzieht dem Körper auch jede Menge Mineralien, allen voran Kalium. Unterm Strich wird so die Bilanz fürs Tier noch dürftiger.

Wenn Tiere (und damit auch Menschen) die Samen verbreiten, diese mit Stickstoff und körpereigenen Mineralien düngen, sie »gießen« und vielleicht gleich auch noch mit ihrem Getrampel den Boden aufwühlen, stellt sich nur die Frage: Wieso sollten sie sich darauf einlassen?

Die Antwort ist ebenso einfach wie spektakulär: Sie tun es, weil die (Mutter-)Pflanze tief in die Trickkiste der biologischen Stoffwechsel- und Verhaltensmanipulation greift. Denn dass sie als Gegenleistung nicht eben viele Nährstoffe spendet, sollte mittlerweile klar geworden sein.

Das »Kalkül« der Pflanze ist klar. Sie versucht diejenigen, die ihre Früchte essen, mit möglichst wenigen Nährstoffen abzuspeisen. Es wäre zwar nicht korrekt, Fruktose als Pseudoenergie zu bezeichnen, aber eine kleine Mogelpackung ist sie schon. Von der Energiebilanz her ist sie allemal eine Enttäuschung, vor allem nach dem ersten süßen Versprechen auf der Zunge. Aber genau so soll es sein, denn dadurch bekommen wir mehr und mehr Appetit – und zwar auf immer mehr Früchte. Wir sollen möglichst oft zurückkehren und so immer wieder pflanzlichen Nachwuchs in der Umgegend verteilen und düngen. Sättigung und anhaltende Zufriedenheit wären aus Pflanzensicht demnach höchst kontraproduktiv.

Was hingegen vom Nährwert her interessant ist, der Samen, ist für die Transporteure tabu. Daher haben Pflanzen entsprechende Vorkehrungen getroffen: Oft genügt schon der Biss auf die nicht selten panzerharten Samenschalen, um das Interesse zu verlieren. Zudem kämpfen Pflanzen, um ihren Nachwuchs zu »verteidigen«, mit chemischen Stoffen: In die liebliche Süße des

SÜSSER NEKTAR

Selbst bei der Bestäubung ihrer Blüten »belohnen« Pflanzen ihre Fortpflanzungshelfer mit einer Zuckerlösung: dem Blütennektar. Während Bienen und andere Insekten ihn saugen, bleiben Pollen an ihnen kleben, und wenn sie zu einer anderen Blüte fliegen, bestäuben sie diese.

Fruchtfleisches schießt dann nämlich sofort eine heftig bittere Note, wobei der »Giftanschlag« je nach Spezies mehr oder minder heftig ausfällt. Wieder andere setzen auf Masse und bilden viele kleine Kerne, von denen zumindest ein paar heil durchkommen sollen.

So wie Fruktose bei Früchten über den geringen Nährwert hinwegtäuscht, kann sie mit dem Geschmacksfeuerwerk, das sie auf der Zunge auslöst, auch minderwertige, ja sogar abstoßend schmeckende Substanzen übertönen und vergessen machen.

Damit bietet Fruktose der Lebensmittelindustrie gleich zwei Möglichkeiten, die Eigenschaften ihrer Produkte gewinnsteigernd zu verändern: Zum einen manipuliert sie den Stoffwechsel in Richtung Appetitsteigerung und Fettaufbau. Zum anderen lässt sie uns aufgrund ihrer lieblichen Süße vergessen, was sonst noch so alles in einem Nahrungsmittel steckt – oder eben nicht. Umso besser, dass sich der fruchtige Verführer in so gut wie alles mischen lässt – von der Salatsoße bis zur Fertigpizza.

Seit jeher hat der Mensch das Angebot der Natur angenommen und den pflanzlichen Stoffwechselmanipulator zu seinem Nutzen eingesetzt. Selbst die Idee, den fruchtigen Mastcharakter auch auf herzhafte Gerichte zu übertragen, ist nicht neu. Man denke nur an die Preiselbeeren zum Wildbraten oder das Apfelkompott zur Blut- und Leberwurst. Was jedoch neu ist, sind die enormen Mengen, die wir heutzutage an Fruktose zu uns nehmen – und das eben nicht nur in Süßspeisen. Das macht es extrem schwer, ihr nicht zu verfallen.

FRUCHT, FRUKTOSE UND FRUCHTBARKEIT

Es gibt noch einen weiteren Grund, warum wir uns nur allzu gerne von dem süßen Angebot verführen lassen. Überleben ist das eine, um sich fortzupflanzen, braucht es aber noch einmal besonders üppige Reserven. Und so ist die Fruktose nicht nur für Pflanzen zum »Fortpflanzungsstoff« geworden, sondern auch für so manche Tierart – auch für uns Menschen: Gut gefüllte Fettdepots verbessern die Chancen auf Nachwuchs. So gesehen waren die langen, an Nahrung armen Winter für die Menschen in Nord- und Mitteleuropa noch bis vor Kurzem eine große Herausforderung. Um wie viel mehr galt dies noch in der Steinzeit! Vor etwa 33 000 bis 22 000 Jahren, im Gravettien, herrschte noch Eiszeit. Es war oft bitterkalt und zumindest saisonal traten immer wieder Engpässe in der Nahrungsversorgung auf. Landwirtschaft gab es noch nicht. Die Menschen damals waren Jäger und Sammler. Die unsichere Versorgungslage brachte ein schwerwiegendes Problem mit sich: Während der neunmonatigen Schwangerschaft und der anschließenden Stillzeit konnten Hungerperioden das Überleben des Kindes gefährden.

Fruchtbarkeitselixier Honig

Aus genau dieser Zeit gibt es ein wiederkehrendes Kulturzeugnis: Venusfigurinen. Über ganz Europa verteilt wurden Hunderte von ihnen gefunden. Die meisten dieser Figuren sind von äußerst üppiger Statur, haben enorme Brüste und riesige Fettdepots an den Hüften. Das entspricht so gar nicht dem Bild, das man von herumstreifenden Jägern und Sammlern hat. Und vermutlich träumt auch keine Anhängerin der aktuellen Paläo-Ernährung ausgerechnet von so einer Figur. Doch genau diese Frauenkörper, die heute schlichtweg als adipös gelten würden, waren unter den harschen Bedingungen möglicherweise Schönheitsideal. In jedem Fall aber waren sie Kult.

Klar ist: Eine solche Körperform erhöhte eindeutig die Überlebenschancen für den Nachwuchs, wenn während der Schwangerschaft oder Stillzeit eine Hungerphase eintrat. Offen bleibt aber, wie es die Frauen angesichts des damaligen unsteten Nahrungsangebots schafften, derart füllig zu werden.

Professor Richard Johnson von der Universität Colorado hat eine Vermutung, die er allerdings selbst als »wilde Spekulation« bezeichnet: Die seltene Kostbarkeit Honig könnte es möglich gemacht haben. Das supersüße »Flüssiggold« enthält etwa 40 Prozent Fruktose und etwa 35 Prozent Glukose. Im Gegensatz zu Früchten hat Honig zudem eine hohe Kaloriendichte. So ein Maststoffkonzentrat weckt natürlich Begehrlichkeiten. Bären zum Beispiel scheuen kaum Mühen, um an ihn zu gelangen. Auch Schimpansen lieben den süßen Verführer und tauchen gerne einen Stock ins Bienennest, um anschließend den Honig abzulecken. Dabei sind sie durchaus bereit, einen hohen Preis zu zahlen. So mancher Stich quält sie sicher noch eine ganze Weile.

Ebenso leidensbereit waren wohl auch wir Menschen auf der »Jagd« nach dem kargen Süß. So haben Anthropologen in heißen Klimazonen zahlreiche Jäger-und-Sammler-Völker bei der Honigsuche beobachtet. Oft müssen hohe Bäume erklommen werden, um an ihn zu gelangen. Schon das ist gefährlich – und wenn das Bienennest abstürzt, hat das oft noch schwerwiegendere Folgen. Zudem verteidigen afrikanische Honigbienen das Produkt ihrer fleißigen Sammelarbeit mit weit mehr Wut und schärferer »Bewaffnung« als die heute in Europa verbreitete Honigbiene. Ihr Stich führt fast immer zu deutlichen Schwellungen, nicht selten leiden die Gestochenen mehrere Tage an Fieber. Doch das hält keinen ab …

Was Honig noch besonders machte: Im Gegensatz zu Früchten konnte er über einen längeren Zeitraum gesammelt und gelagert werden. Die Bienen hatten bereits für eine entsprechende Maststoffverdichtung und Haltbarkeit gesorgt. Ohnehin waren die Wildformen von Früchten viel weniger ertragreich und süß als unsere heutigen Kulturformen. Da wäre Honig das Mittel der Wahl, wenn es darum ginge, den Stoffwechsel von Frauen in Richtung Insulinresistenz und Fettaufbau zu verschieben.

Allerdings ist schwer vorstellbar, dass genug von dem Fruchtbarkeitselixier für alle Frauen vorhanden war. Viel wahrscheinlicher ist, dass der so dringend benötigte Stoff eine seltene Rarität und Kostbarkeit war. Denn Bienen bevorzugen es warm. Genau das wiederum wäre allemal ein Grund gewesen, einen Kult um die für die Fortpflanzung so wichtige Essenz zu machen – im Zentrum die üppige Venus als Schönheitsikone ihrer Zeit. Erinnert nicht bei einigen der Venusfigurinen, etwa der bekannten Venus von Willendorf, sogar das fein ausgearbeitete Haar oder die Kopfbedeckung an ein Bienennest?

Richard Johnson mutmaßt, dass die Menschengrüppchen womöglich einzelne Frauen ausgewählt haben, die sie dann mit Honig entsprechend in Form brachten. Die Auserwählten bekamen allen Honig und sicherten dafür den Fortbestand der Gruppe. Möglicherweise hat man sich die Idee, nur auserwählte Frauen mit Honig in Form zu bringen, vom Bienenstaat selbst abgeschaut. Auch in diesem Sozialgefüge gebärt eine auserkorene Vertreterin mit deutlich größeren Körperdimensionen den Nachwuchs. Doch auch das ist reine Spekulation. Fakt dagegen ist, dass sich auch in späteren Jahrtausenden zahlreiche Verbindungen zwischen Honig und Religion finden – so wie im antiken Griechenland, wo die Priesterinnen der Fruchtbarkeitsgöttin Demeter Melissen hießen. Melissa bedeutet Biene.

Noch im Mittelalter findet sich ein deutlicher Hinweis darauf, dass Honig als Mastmittel für die Schwangerschaftsvorbereitung verwendet wurde. Sprachforscher vermuten, dass die Be-

TURBOSTOFF FÜR SPERMIEN

Sogar bei der Befruchtung übernimmt Fruktose eine entscheidende Rolle, denn die männliche Samenflüssigkeit ist reich daran. Hier ist der Zucker einmal direkter Nährstoff und stärkt die Spermien auf ihrer »Reise« – ohne Umwege.

zeichnung »Honeymoon« für die leidenschaftliche Zeit nach der Hochzeit ihren Ursprung in einem Brauch aus dieser Zeit hat. Wenn das frisch verheiratete Paar Glück hatte, bekam es eine großzügige Mitgift: genug Honig bis zum nächsten Vollmond. So konnte die Braut sofort damit beginnen, zusätzliche Fettpölsterchen anzulegen, um den bald erhofften Nachwuchs optimal mit Energie versorgen zu können.

Selbst heute zeigen Kosenamen wie »Honey«, »Süße« oder »Süßer« noch immer, wie eng in unserer Gedankenwelt süßer Geschmack und Liebe miteinander verbunden sind.

Macht fett fruchtbar?

Es ist wenig bekannt, wie entscheidend Körperfett für die Fruchtbarkeit von Frauen ist. So setzt zum Beispiel die erste Regelblutung, die Menarche, überhaupt nur bei ausreichenden Fettdepots ein. Untersuchungen ergaben auch, dass 18-Jährige mindestens 16 Kilogramm Körperfett brauchen, um eine normale Menstruation aufrechtzuerhalten. Bei Radikaldiäten oder intensivem Sport kommt es schnell zu Unregelmäßigkeiten.

Eine Schwangerschaft kann sich der weibliche Körper ebenfalls nur leisten, wenn üppige Energiereserven vorhanden sind. Schließlich soll der Nachwuchs davon gleich eine großzügige Portion mitbekommen. Der Mensch ist hier wieder einmal eine

Ausnahmeerscheinung im Tierreich. Während der Nachwuchs anderer Spezies mager auf die Welt kommt, starten wir, wenn alles gut geht, mit einer komfortablen Speckschicht ins Leben. Das anschließende Stillen verbraucht sogar noch mehr Energie als die Schwangerschaft. 500 Extrakalorien empfehlen Ärzte frischgebackenen Müttern deswegen – die 170 Kalorien, die am Tag für die Milchproduktion aus den Fettdepots mobilisiert werden, kommen noch dazu.

Ohne Frage ist von dem Schönheitsideal der Venus von Willendorf heute in jedem Fall abzuraten. Aufgrund der deutlich längeren Lebenserwartung kommen die mit der gezielten Störung des Stoffwechsels verbundenen Risiken für Blutzucker, Gefäße und Gehirn voll zum Tragen. Selbst im Hinblick auf die Fruchtbarkeit ist die steinzeitliche Venus unter heutigen Bedingungen nicht das Optimum. Denn die herbeigegessene Insulinresistenz erhöht das Risiko für ein polyzystisches Ovarialsyndrom. Die Störungen in den Eierstöcken erhöhen die männlichen Hormone und beeinträchtigen erheblich die Fruchtbarkeit. Findet eine Empfängnis statt, kommt zur bereits über die Nahrung angegessenen Insulinresistenz noch jene über einen Signalstoff der Plazenta hinzu. Dadurch kann während der Schwangerschaft ein Diabetes entstehen, der eine gesunde Entwicklung des Fetus beeinträchtigt. Auch das Risiko für eine Präeklampsie, einen gefährlichen Schwangerschaftsbluthochdruck, ist deutlich erhöht. Die steinzeitliche Intensivmast mit Honig – sofern sie denn stattgefunden hat – lohnte sich in der Gesamtbilanz nur, weil eine erhebliche Nahrungsunsicherheit bestand.

Hier stellt sich die Frage, was eigentlich heute optimal wäre. Offensichtlich überschreiten viele Frauen (wie auch Männer) im gegenwärtigen Maststoffparadies ihr Soll in punkto Körperfett und Fruktosemenge deutlich. Auf der anderen Seite stecken in Zeiten von Fitnesskult und Diätwahn viele Frauen im anderen Extrem fest und bauen nicht mehr ausreichend Körperfett auf. Offenbar längst ein Massenphänomen: In den USA verkauft sich der Ratgeber »No period. Now What?« (in etwa: »Keine Periode. Was jetzt?«) bestens. Vermutlich könnte so mancher jungen Frau der Griff zum Honigtopf helfen, damit sich der Zyklus normalisieren kann. Sofern der Honigkonsum in Maßen bleibt und die Zahnpflege top ist, wäre dies bei einer ansonsten gesunden und ausreichenden Ernährung eine wirksame Unterstützung. Fruktose als Mastmittel ist da allemal harmloser als Unmengen so manch anderer Maststoffe.

AUS EINEM LUXUSGUT WIRD BILLIGWARE

Angesichts des heutigen Maststoffparadieses wird oft vergessen, dass Früchte über Jahrtausende nur saisonal erhältlich waren und Honig ein äußerst kostbares Gut darstellte. Dabei hätte man sie damals gerade in Europa mit seinen langen, kalten Wintern wirklich gut brauchen können. Zwar betrieben schon die alten Ägypter erste Apiarien, von Menschen behütete Bienenunterkünfte für die Honiggewinnung. Aber das waren Leckereien für Privilegierte. Das belegen Untersuchungen an Zahnfunden: Während das gemeine Volk auch ohne Fluorzahncreme praktisch kariesfrei blieb, war der Honig schlemmende Adel von dem bakteriellen Zahnfraß schwer betroffen. Kariesbakterien teilen nämlich die menschliche Liebe für Fruktose. Im Mittelalter betrieben dann Klöster Honigstöcke, womit sich die Mönche einmal mehr als die Maststoffmeister ihrer Zeit erwiesen (siehe auch Seite 69). Andere Menschen konnten sich die köstliche Süßigkeit damals nämlich kaum leisten. Daher wurde allerhand Kreativität an den Tag gelegt, um möglichst viel aus dem geringen Fruktoseangebot herauszuholen.

Eine Möglichkeit, die saisonale Verfügbarkeit zu verlängern, war die Herstellung von Sirup. Langes Einkochen ließ das in den Früchten enthaltene Wasser größtenteils verdampfen. Übrig blieb ein zähflüssiges Fruchtkonzentrat mit verbesserter Haltbarkeit. Ein weiteres Plus: Beim Erhitzen entschwindet Vitamin C beinahe vollständig, was die Mastwirkung weiter steigert. Schon die Römer produzierten einen Sirup, den sie »Defrutum« nannten und als Süßungsmittel in etlichen Rezepten nutzten. So hatten sie neben einer umamireichen Fischsoße, Garum genannt, gleich noch ein zweites Maststoffkonzentrat zur Hand.

Eine andere Möglichkeit, die Fruktose von Früchten auch nach der Erntezeit noch zu nutzen, war und ist das Trocknen. Die Fruktose in gedörrten Äpfeln, Feigen, Datteln, Aprikosen, Pflaumen oder Trauben ist stark konzentriert, das dem Fettaufbau entgegenwirkende Vitamin C auch hier fast völlig verschwunden. »Sich die Rosinen herauspicken« ist somit eine weitere Redewendung, die zeigt, auf welchen Geschmackskitzel wir instinktiv aus sind.

In gemäßigten und kalten Klimazonen, wo Maststoffe dringend benötigt wurden, war jedoch das Angebot an gut zu trocknenden Früchten knapp. Nicht selten schien dort die Sonne auch nicht ausreichend, bevor die Ernte zu schimmeln begann. Und die wenigen so konservierten Früchte waren dann auch noch heiß beliebt bei Käfern und Motten. Daher war in den gemäßigten Breiten die Produktion von Fruchtwein, wie zum Beispiel Cidre, die beste Lösung zur Fruktosevorratshaltung.

DOPPELTE MASTSTOFFATTACKE

Trockenfrüchte erhöhen ihre Fettaufbauqualitäten mit einem weiteren Maststofftyp: Bei ihrem Herstellungsprozess entstehen AGEs, weil die Zucker in den Früchten mit ebenfalls darin enthaltenen Proteinen fusionieren. Sichtbar wird das durch die während der Trocknung entstehende Braunfärbung. Mehr zu AGEs, dem Maststofftyp N° 6, lesen Sie ab Seite 170.

Während bei Wein aus Trauben der natürliche Zuckergehalt fast vollständig in Alkohol umgebaut wird, enthält Fruchtwein oft noch reichlich Zucker. Entsprechend niedriger ist deswegen sein Alkoholgehalt – immerhin reicht er aber, um das Getränk für einige Monate zu konservieren.

Zwar hat Alkohol selbst eine leichte Mastwirkung, weil er die Bildung von Harnsäure erhöht und ihre Ausscheidung über die Nieren hemmt. In moderaten Mengen genossen kann diese Wirkung jedoch vernachlässigt werden. Selbst acht bis zehn Prozent Alkohol können den Schutzeffekt der in Rot- und Weißwein enthaltenen Polyphenole nicht übertrumpfen. Die Menschen in den vergangenen maststoffarmen Zeiten haben aber allerhand darangesetzt, Wein doch noch zu einem Dickmachmittel umzufunktionieren – durch eine Angewohnheit, die heutigen Weinliebhabern vermutlich eher Gänsehaut bereitet: Wer es sich leisten konnte, süßte den edlen Tropfen mit Honig nach. Man tat eben, was man konnte, um mit einem üppigen Bauch Wohlstand zu signalisieren.

Vermutlich war deswegen im England des 18. und 19. Jahrhunderts Portwein so beliebt. Er hat nämlich nicht nur einen hohen Alkoholgehalt. Weil die Fermentation vorzeitig gestoppt wird, enthält er auch viel Restzucker. Und noch etwas ließ Portwein zu einer wahren Maststoffbombe werden: Die Fässer, in denen er gelagert wurde, waren mit Blei versiegelt und die Säure des Weins löste viel von dem Schwermetall. Analysen von etwa 200 Jahre alten Portflaschen ergaben eine extreme Bleibelastung.

In der Medizin ist die harnsäureerhöhende Wirkung von Blei lange bekannt. Das Schwermetall hemmt deren Ausscheidung – so sehr, dass es sogar eine eigene Krankheitskategorie gibt: die Bleigicht. Dennoch wurde Wein oft sogar noch mit Bleiacetat gesüßt. Diese Bleiverbindung, auch als Bleizucker bezeichnet, schmeckte richtig süß, nahm dem Wein die Säure und machte ihn lieblicher. Diese Wirkung machten sich bereits die alten Römer zunutze. Auch in zahlreichen überlieferten antiken

Kochrezepten wurde Blei als süßer Zusatz verwendet. Dazu kam noch, dass man oft in Bleikesseln kochte. So gesehen ist es fast als Glück anzusehen, dass Bleizucker mit dem Aufstieg des Industriezuckers überflüssig wurde und fragwürdige Winzer ihren minderwertigen Wein nun mit Saccharose aufbessern können. Aber auch wenn das sehr viel besser ist als giftige Metalle, ist es noch lange nicht gesund.

Epochenwechsel: raffinierter Zucker

Erst etwa ab 990 n. Chr. begannen venezianische Kaufleute, isolierten Zucker aus Zuckerrohr nach Europa zu verschiffen. Das sündhaft teure Importgut war lange nur für die Reichen und den Adel erschwinglich. Die aber setzten es schon aus Statusgründen generös ein. Selbst herzhafte Hauptmahlzeiten wurden mit großen Mengen Zucker gewürzt. Der Nachtisch war sozusagen schon inklusive.

Im Zuge der Kolonisierung nutzten die seefahrenden Nationen Europas die Gelegenheit, in Übersee Zuckerrohranbau unter eigener Regie zu betreiben. Zucker wurde nach und nach zum Allgemeingut, das sich nun auch weniger wohlhabende Gesellschaftsschichten leisten konnten.

Als dann auch noch der deutsche Naturwissenschaftler Franz Carl Achard entdeckte, dass sich das süße Gold auch aus der Zuckerrübe gewinnen ließ, wurde Zucker endgültig zur erschwinglichen Massenware. Wurden 1860 in Deutschland im Jahr noch etwa drei Kilogramm Haushaltszucker pro Person verbraucht, waren es 100 Jahre später schon 30 Kilogramm. Gegenwärtig hat sich der Konsum bei etwa 35 Kilogramm stabilisiert. Das entspricht etwa 96 Gramm am Tag. In den USA liegt der Verbrauch noch deutlich höher: über 125 Gramm pro Tag. Mit der Verfügbarkeit von isoliertem Zucker gab es plötzlich eine weitere Möglichkeit, die Wirkung von ohnehin schon mastaktiven reifen Früchten und Fallobst noch einmal enorm zu potenzieren: Man gab einfach großzügig Zucker dazu und kochte Marmelade daraus (wobei wieder gleich das masthemmende Vitamin C »verflog«). Mit ein paar Erdbeerpflänzchen oder einem Zwetschgenbaum im Garten sowie gut schließenden Gläsern konnte sich nun jeder seinen eigenen Mastbooster anrühren und im Keller oder in der Speisekammer einlagern. Mit »Mastmelade« hätte dieser im Grunde einen Namen, der seinem tatsächlichen Charakter deutlich besser gerecht würde.

Zucker überall

Fraglos ist es schon ein Riesenfortschritt, wenn der Konsum von süßen Speisen und Getränken sowie Süßigkeiten drastisch eingeschränkt und dazu noch die Zuckerdose vom Tisch verbannt würde. Das Zuckerproblem wäre damit jedoch noch lange nicht gelöst. Denn Zucker steckt längst nicht mehr nur in Süßem. Nach einer US-Untersuchung enthalten drei Viertel der in Supermärkten verkauften Lebensmittelprodukte Extrazucker.

Ein Viertel Zuckerzusatz etwa macht eine Tomatenkonserve zu Ketchup – und alles, was darin getunkt wird, plötzlich lecker. Hat sich der Gaumen erst einmal daran gewöhnt, fehlt jeder frisch zubereiteten Tomatensoße das gewisse Etwas. Auch ein ehemaliges Nischenprodukt aus Milch lockt erst große Scharen von Käufern an, seit es mit einer dicken Portion von dem isolierten »Wunderstoff« ausgestattet wurde: Joghurt. Ohne Zucker oder andere Süßungsmittel hätte er mit seinem eigentlich säuerlichen Charakter nie eine so große Karriere gemacht.

Noch so manches andere Nahrungsmittel, das wir vermeintlich unserer Gesundheit zuliebe essen, verdankt seine »Überzeugungskraft« in Wahrheit generösem Zuckerzusatz. Viele Fitnessflocken und Müslis enthalten 10 oder auch 20 Prozent Zucker, die die großen Mengen Kleie und Ballaststoffe unbemerkt am Gaumen vorbeilotsen – eine enorme Maststoffportion, die unser Ur-Bioprogramm für Fettaufbau aus dem Schlummer weckt.

Selbst Herzhaftes aus dem Supermarkt trägt heute beachtlich zur Zuckerbelastung bei. In Hefebrötchen, Salatsoße, Fertigmenüs, Tiefkühlpizza, Gemüsekonserve und sogar in sauren Gurken sorgt Extrazucker für ein besseres Geschmacksurteil.

Mit Fruktose kann die Lebensmittelindustrie die clevere Biostrategie eines Aprikosenbaums oder eines Himbeerstrauchs auf ihre Produkte übertragen. Und so manches davon hat diese Verführungskräfte auch bitter nötig. Der Zucker verleiht dabei nicht nur mehr Geschmack, sondern ist auch der Traum eines jeden Marketingstrategen – von Märkten und Mägen, die einfach niemals wirklich gesättigt sind. Und es kommt aus Sicht der Industrie sogar noch besser: Denn hätte man diesen Stoff im Labor synthetisiert, wäre wahrscheinlich nie ein solcher Erfolg möglich gewesen. Weil Fruktose, ob nun als Honig oder aus der Zuckerrübe gewonnen, aus einer natürlichen Zutat ist, noch dazu aus

ZUCKERARTEN, DIE FRUKTOSE ENTHALTEN

Clevere Tüftelei mit mehreren Süßungsmitteln lässt den Verbraucher die Fruktose auf dem Etikett nicht immer gleich erkennen. Hinter diesen Begriffen versteckt sie sich:

- ◇ Haushaltszucker
- ◇ Saccharose
- ◇ Raffinose
- ◇ Fruktosesirup
- ◇ Glukose-Fruktose-Sirup
- ◇ Karamellsirup
- ◇ Invertzucker

einer, die sich über Jahrtausende »bewährt« hat, ist keine Prüfung auf mögliche gesundheitliche Risiken erforderlich – selbst bei massenhaftem Einsatz. Leider!

VOM ZUCKER ZUR ZUCKERKRANKHEIT

Zucker als einen wesentlichen Faktor für die Zuckerkrankheit Diabetes anzunehmen, war früher viel naheliegender, als es heute vielleicht erscheinen mag. Zum einen konnten sich zunächst nur bestimmte Bevölkerungsschichten leisten, reichlich Zucker zu verzehren – bei ihnen trat diese Krankheit gehäuft auf. Zum anderen waren Ärzte mangels diagnostischer Möglichkeiten gezwungen, ihre Sinne ohne Zögern einzusetzen: Der englische Arzt Thomas Willis Pionier, Mitbegründer der Royal Society, war wohl der erste europäische Arzt, der im 17. Jahrhundert aus Diagnosegründen am Urin von Diabetespatienten nippte. Sein Fazit: »Wunderbar süß, wie Zucker oder Honig.« Willis war es auch, der der Krankheitsbezeichnung Diabetes das »mellitus« hinzufügte. Diabetes mellitus bedeutet übersetzt: honigsüßer Durchfluss.

Der Verdacht, dass der Körper nach jahrelangem Überkonsum Schwierigkeiten bekommt, den Zucker zu verwerten, und beginnt, ihn auszuscheiden, lag also gar nicht so fern. Doch während der kanadische Arzt Sir Frederick Banting, der 1923 den Nobelpreis für die (Mit-)Entdeckung des Insulins erhielt, noch vermutete, dass es einen Zusammenhang zwischen der Häufigkeit von Diabetes und dem Pro-Kopf-Verbrauch von Rohrzucker geben müsse und es sich bei dem raffinierten Produkt demnach um eine gefährliche Zutat handele, wurde genau das schon kurze Zeit später von einem Großteil der Fachwelt bestritten. Ernährungswissenschaft und Medizin betrachteten Zucker von nun an als leere Kalorien, die außer Energie keinerlei Vitamine oder Mineralstoffe enthielten. In ihren Augen war Zucker an sich kein Problem, sofern die Mikronährstoffe über andere Speisen zugeführt würden. Und das Diabetesrisiko würde erst dadurch steigen, dass zu viele Kalorien gegessen werden – unabhängig davon, woher sie stammen.

Es gab zwar immer wieder Forscher, die Zucker heftig kritisierten und ihn für zahlreiche Krankheiten verantwortlich machten. Doch sie stellten lange eine Minderheit dar.

Dabei hätte das verharmlosende Bild vom Zucker als reines Kalorienproblem bereits in den 1970er-Jahren ein Ende finden können. Einer der damals führenden britischen Ernährungswissenschaftler, Professor John Yudkin, kam 1972 in seinem Buch »Pur, weiß, tödlich« zu dem Schluss, dass Zucker niemals eine Chance gehabt hätte, als Lebensmittelzusatzstoff zugelassen zu werden. Ein Glück für den Zucker, dass er sich als Raffinat eines Lebensmittels keiner solchen Überprüfung unterziehen musste.

Allerdings ging es damals in der wissenschaftlichen Diskussion vornehmlich um die Frage, was für die explodierende Epidemie an Herz-Kreislauf-Erkrankungen und Infarkten verantwortlich war. Yudkins Kontrahenten konnten ihre Sicht durchsetzen:

ZUCKER UND HERZ-KREISLAUF-RISIKEN

Es scheint aus heutiger Sicht unbegreiflich, wie schon der indische Arzt Sushruta vor rund 2000 Jahren Zucker in Zusammenhang mit Angina Pectoris bringen konnte, der Brustenge, die auf ein schlecht durchblutetes Herz hindeutet. Tatsächlich aber können schon kleine Mengen Zucker den Blutdruck messbar erhöhen – ein wesentlicher Risikofaktor für Herz-Kreislauf-Erkrankungen. Durch Zucker ausgelöste hohe Harnsäurespiegel zerstören zudem den Signalstoff Stickstoffmonoxid (NO), den die Gefäßwände zu ihrer eigenen Gesunderhaltung bilden.

Nunmehr galten vor allem tierische Fette und damit Speck und Ei, Butter, Käse, Vollmilch und der Fettrand am Steak als größte Gefahr für das Herz. Zucker war in den Ernährungsempfehlungen der Fachgesellschaften allenfalls ein Nebenthema.

Mittlerweile wurden die Vorwürfe gegen tierische Fette und Cholesterin in der Nahrung größtenteils zurückgenommen. Ein später Freispruch aus Mangel an Beweisen.

Die schweren Folgen der »Candy Diet«

Es sind nicht die Kalorien, die Zucker so gefährlich machen. Es ist die Tatsache, dass er den Mastturbo in ungeahnte Höhen fährt. Besonders beeindruckend belegt das eine Interventionsstudie, die 2010 auf der Mittelmeerinsel Menorca stattfand: Gesunde Männer mittleren Alters sollten über einen Zeitraum von zwei Wochen täglich 200 Gramm Fruktose zusätzlich zu sich nehmen – das entspricht dem Fruktosegehalt von 400 Gramm Haushaltszucker. Der Maststoff wurde in Wasser aufgelöst und sollte in kleinen Schlucken über den Tag verteilt eingenommen werden. Ein Viertel der Teilnehmer entwickelte daraufhin ein metabolisches Syndrom. Der sogenannte HOMA-Index, eine Messmethode für Insulinresistenz, stieg um 33,5 Prozent, das Nüchterninsulin um 32 Prozent und der Harnsäurewert um 21,2 Prozent. Und das innerhalb von nur zwei Wochen!

Natürlich war das ein Versuch mit einer immens hohen Dosis. Trotzdem ist es durchaus legitim, auf diese Weise in einer Art Zeitraffer zu untersuchen, wie der Stoff auf Dauer auch in kleineren Mengen wirken könnte – noch dazu, weil gute längere Untersuchungen kaum möglich sind. Forscher konnten zudem schon mit deutlich kleineren zusätzlichen Fruktosegaben die Wirkung von Insulin messbar abschwächen. Dazu genügen bereits 80 Gramm täglich über drei Wochen – und das, obwohl die Teilnehmer, allesamt schlanke Männer, noch deutlich jünger waren als die Teilnehmer der Menorcastudie.

Bei bereits Übergewichtigen fällt die Mastwirkung einer großen Extraportion Zucker noch deutlich höher aus, wie eine finnische Studie zeigt. Die Versuchsteilnehmer sollten dafür zusätzlich zu ihrer gewohnten Ernährungsweise mehr als 1000 Kalorien über Süßigkeiten, Fruchtsaft und gezuckerte Getränke zu sich nehmen. Die Forscher nannten ihre zuckersüße Attacke auf die Figur ihrer Versuchsteilnehmer süffisant nur »Candy Diet«. Schon nach drei Wochen brachten die Teilnehmer im Durchschnitt 1,8 Kilogramm mehr auf die Waage. In der Leber wurden 27 Prozent Fett gemessen, was bedeutete, dass der Fettzuwachs dort zehnmal größer war als im restlichen Körper. In diesem zentralen Organ des Energiestoffwechsels kommt der Masteffekt als Erstes voll zum Tragen, ehe er sich, oft mit erheblicher Zeitverzögerung, auf die Fettdepots im ganzen Körper ausbreitet. Rein rechnerisch nämlich wandelten die Übergewichtigen unter der »Candy Diet« mit ihrer wohl bereits mastaktiven Stoffwechsellage 78 Prozent der zusätzlich gelieferten Zuckerkalorien in Fett um, das dann als stille Reserve in die Depots wanderte.

Forscher konnten sogar beweisen, dass Fruktose den Stoffwechsel selbst dann gehörig durcheinanderwirbelt, wenn die mit ihr zusätzlich zugeführten Kalorien an anderer Stelle eingespart werden. So stieg in einer Untersuchung, in der ein Viertel der Nahrungskalorien aus Fruktose stammte, nach nur neun Tagen der Fettgehalt in der Leber um satte 137 Prozent. Dieser Zucker ist zweifellos ein hochwirksamer Maststoff, auch wenn die Energiereserven zunächst oft nur »unsichtbar« in der Leber aufgetürmt werden.

Wirklich überraschend ist diese fulminante Wirkung auf die Leber übrigens nicht: Wenn Forscher in Tierexperimenten eine Fettleber untersuchen wollen, mästen sie diese, indem sie den Tieren Fruktose verabreichen. Erstaunlicher ist daher eher das Ergebnis einer kalifornischen Forschergruppe, die ihre übergewichtigen Studienteilnehmer ebenfalls ein Viertel der Nahrungskalorien über Zucker zuführen ließ: Ein Teil verwendete dazu

Fruktose, der andere Glukose. Nach zehn Wochen war in der Fruktosegruppe die Wirksamkeit von Insulin messbar verringert und auch das als Warnzeichen angesehene innere Bauchfett hatte messbar zugenommen. Bei der Glukosevergleichsgruppe fiel dieser Effekt weg. Es ist also ganz offensichtlich nicht nur die Menge der Kalorien, auf die es ankommt. Es geht auch um die »Qualität« der Kalorien.

Fruktose macht schlapp

Neben der appetitanregenden Wirkung beeinflusst Fruktose auch den Energieverbrauch stark – und fördert darüber ebenfalls den Fettaufbau. Dies belegt deutlich eine Studie, die den Teilnehmern über den Zeitraum von zehn Wochen viele gesüßte Getränke verordnete. Ihr Grundumsatz sank daraufhin derart, dass allein dadurch innerhalb eines Jahres 1,6 Kilogramm Körperfett zusätzlich zu erwarten wären – und dazu käme noch das Plus durch die extra zugeführten Kalorien. Ebenfalls nicht mitgerechnet ist die Energie, die eingespart wird, weil man sich weniger bewegt. Bei der eingangs schon einmal erwähnten Studie auf Menorca beobachteten die Forscher zu ihrer Überraschung nämlich, dass während der zwei Wochen, in denen die Teilnehmer täglich 200 Gramm Fruktose extra zu sich nahmen, die körperliche Aktivität spontan um die Hälfte abnahm.

Dies zeigt, wie schnell und schlagkräftig der Stoffwechsel mit Fruktose in den Mastmodus verschoben werden kann. Anders könnten Bären und Zugvögel auch gar nicht derart enorme Fettreserven in kurzer Zeit anlegen. Das heißt aber auch, dass alle guten Absichten oder die Anmeldung im Fitnessclub meist nur symbolischen Charakter haben, solange der Fettaufbau von Maststoffen angeheizt auf Hochtouren läuft. Wer wirklich etwas erreichen will, muss erst das Ur-Bioprogramm zurückfahren, ehe er auf die eine oder andere Scheibe Brot verzichten und ohne innere Bremse auf dem Trimmrad trainieren kann.

Alles auf Anfang

Das Ganze funktioniert zum Glück auch andersherum – sogar ziemlich schnell. Der Stoffwechsel profitiert nämlich bereits lange bevor sich etwas am Bauch oder auf der Waage tut. Selbst ein jahrelang vorherrschender Fettaufbaumodus wird schnell wieder verlassen, wenn der Maststoffnachschub versiegt. Das zeigt ein Experiment der Universität Kalifornien: Forscher reduzierten den Fruktosekonsum von stark übergewichtigen 9- bis 18-Jährigen von zwölf auf vier Prozent, indem sie Fruktose durch Stärke ersetzten – die Gesamtaufnahme der Kalorien blieb unverändert. Innerhalb von nur zehn Tagen halbierte sich der Fettgehalt der Leber beinahe, das innere Bauchfett ging in diesem kurzen Zeitraum um etwa zehn Prozent zurück. Auch die Wirksamkeit von Insulin verbesserte sich.

Die Verhaltensmanipulationen von Fruktose belegt eindrucksvoll eine Studie, in der die meist bereits stark übergewichtigen Studienteilnehmer ihren täglichen Konsum an süßen Getränken um einen Viertelliter einschränken sollten. Nach sechs Monaten übererfüllten die Versuchspersonen nicht nur ihr Soll, indem sie über 50 Prozent mehr Süßgetränk einsparten als vorgegeben. Sie verzehrten auch sonst weniger zugesetzten Zucker. Der Grund dafür: Zucker macht Lust auf noch mehr Zucker. Zudem aßen sie mehr Gemüse und reduzierten noch eine andere mastaktive Stoffgruppe: Transfette, die vor allem in Pommes und Fertiggebäck stecken (siehe ab Seite 167).

Die unerfreuliche Botschaft: Um der Fruktosefalle zu entkommen, muss auf Süßes weitgehend verzichtet werden. Denn die angeblich gesünderen Alternativen wie Vollrohrzucker, Honig oder Ahornsirup sind ebenfalls Fruktosebomben, auch wenn sie weniger raffiniert oder sogar naturbelassen daherkommen. Sie mögen ein paar mehr Vitalstoffe enthalten, doch das eigentliche Zuckerproblem lösen sie nicht. Ein wenig Trost ist vielleicht, dass mit einer verbesserten Versorgung mit Verbrauchsenergie auch das Verlangen nach Süßem zurückgeht. Ein weiterer Trost:

Diese Regel gilt nur für die Alltagsernährung. Gelegentlich ein Stück Kuchen ist ebenso wenig der Rede wert wie ein Eis an einem heißen Sommertag. Das kann der Körper problemlos wegstecken, ohne in den Mastmodus zu rutschen. Es geht um die fortwährende tagtägliche Belastung.

Was in jedem Fall geht, ist die Süße von frischen Früchten. Mit ihnen lassen sich Joghurt und Grießbrei ohne Bedenken süßen. In moderatem Maße kann auch Traubenzucker zum Süßen eingesetzt werden. Die isolierte Glukose ist allemal besser als Fruktose. Süßstoffe dagegen sind keine Lösung. Das zeigt das nächste Kapitel.

ANTI-MASTSTOFF-TRICK

Wenn Sie Fruktose reduzieren wollen, helfen folgende Maßnahmen:

- ◇ *Löschen Sie Ihren Durst weder mit Limonade noch mit Fruchtsaft.*
- ◇ *Trinken Sie Kaffee und Tee möglichst ohne Zucker.*
- ◇ *Schränken Sie Marmelade und Honig stark ein.*
- ◇ *Frühstücken Sie herzhaft statt süß.*
- ◇ *Stillen Sie den Hunger zwischendurch statt mit Keksen und Kuchen mit etwas Deftigem, etwa einer Scheibe Brot.*
- ◇ *Räumen Sie die Zuckerdose vom Tisch. Verzichten Sie auf Alternativen und verwenden Sie höchstens Traubenzucker zum Süßen.*
- ◇ *Süßigkeiten sind allenfalls gelegentlich erlaubt, Trockenfrüchte nur gelegentlich.*
- ◇ *Meiden Sie Fertigprodukte, vor allem Fertigsoßen.*
- ◇ *Verbannen Sie Ketchup aus Ihrer Küche.*

MASTSTOFFTYP N° 3: SÜSSSTOFFE

Süßer Geschmack ohne die negativen Folgen des Zuckerkonsums? Diese Idee erscheint ziemlich verlockend. Süßstoffe sollen genau dieses Kunststück leisten. Ihre Süßkraft ist tatsächlich enorm: Aspartam (E 951) und Acesulfam (E 950) beispielsweise sind 200-mal so süß wie Haushaltszucker, Saccharin (E 954) 500-mal, Sucralose (E 955) 600-mal und Thaumatin (E 957) 2000-mal so süß. Neotam (E 961) soll sogar die bis zu 13 000-fache Süßkraft der Fruktose-Glukose-Kombination haben, die normalerweise in Keksen, Kuchen, Gummibärchen, Kaffee und Schokoriegel steckt.

Weil man Süßstoffe aufgrund ihrer unglaublichen Süßkraft in winzigen Spuren verwenden kann, sind sie energietechnisch bedeutungslos, auch wenn einige von ihnen ein paar Kalorien enthalten. Rein rechnerisch sind sie also eine geniale Lösung, denn sie ermöglichen süßen Geschmack ohne den normalerweise reichlich mitgelieferten Energiegehalt. Dies gilt erst recht nach den Erkenntnissen um den Maststoff Fruktose, der immerhin die Hälfte der Moleküle im »normalen« Haushaltszucker stellt. Aber sind Süßstoffe wirklich eine gesunde Alternative und so harmlos, wie viele, die sie verwenden, denken? Leider nein! Denn eins kann man auf jeden Fall schon mal vorwegsagen: Auch wenn es viele verschiedene Süßstoffe gibt, die auf ganz unterschiedliche Weise wirken, zeichnet sich doch deutlich ab, dass die Rechnung vom folgenlosen Naschen nicht aufgeht. Und es kommt noch viel schlimmer.

Es gibt heute zahlreiche Studien, in denen der dauerhafte Konsum von Süßstoffen wie Saccharin, Sucralose, Acesulfam und Aspartam zu einer oder sogar mehreren unerwünschten

PRODUKTE, DENEN OFT SÜSSSTOFFE ZUGESETZT SIND

- ◇ Diätfruchtkonserven
- ◇ Diätsäfte
- ◇ Diätlimonaden
- ◇ Diätkonfitüren
- ◇ Diätbackwaren
- ◇ Diätschokolade
- ◇ Diätdesserts
- ◇ Kaugummi
- ◇ Süßigkeiten
- ◇ Eiscreme
- ◇ Frühstückszerealien
- ◇ Soßen
- ◇ Feinkostsalate
- ◇ und natürlich Süßstofftabletten und Flüssigsüßstoff für Tee und Kaffee (Tafelsüßen)

»Nebenwirkungen« führte, darunter eine gesteigerte Nahrungsaufnahme und anschließende verminderte Wärmebildung, Gewichtszunahme, Zunahme des Körperfettanteils, ein erhöhter Nüchternblutzucker und überhöhte Insulinwerte. Süßstoffe entfalten also genau die Wirkungen, die einen guten Maststoff ausmachen – und bringen damit genau das Gegenteil der erhofften Gewichtsabnahme ins Rollen.

Besonders enttäuschend ist eine ganz bestimmte Wirkung von Süßstoffen: Sie verringern offenbar den Energieverbrauch. Die Aktivierung des Sparmodus nach der Nahrungsaufnahme ist deutlich messbar. Forscher konnten in Studien sogar dann eine Gewichtszunahme unter Süßstoffgabe nachweisen, wenn kaum mehr Kalorien verzehrt wurden. Die Anpassungsreaktion unseres Körpers macht der vereinfachten Kalorienrechnung demnach einen dicken Strich durch die Rechnung.

Der Mastcharakter der Süßstoffe drängt sich ohnehin schon dadurch auf, dass einige davon Anwendung in der Tiermast finden und als Zusatzstoffe fürs Tierfutter zugelassen sind. Dazu gehört beispielsweise der Süßstoff Neohesperidin DC (E 959), der laut EU für die Mast von Schweinen und Kälbern geeignet ist. Auch Thaumatin (E 957) und Saccharin (E 954) sind bei der EU als erlaubte Zusatzstoffe im Tierfutter aufgelistet.

Doch nicht nur an Tieren, auch an Menschen sind ihre Masteffekte nachgewiesen. Besonders gut wirken die Stoffwechselmanipulatoren dabei in flüssiger Form, weil dann große Mengen mit hohem Tempo in den Organismus strömen. Nach einer Studie steigt das Risiko, Übergewicht zu entwickeln, parallel mit der Menge der konsumierten Diätgetränke mit Süßstoffzusatz. Studienteilnehmer, die im Schnitt mehr als drei solcher kalorienarmen Softdrinks am Tag zu sich nahmen, waren doppelt so häufig von Übergewicht oder Adipositas betroffen wie Vergleichsprobanden. Nach einer weiteren Untersuchung stieg das Risiko für Diabetes um 22 Prozent, wenn künstlich gesüßte Getränke konsumiert wurden. Den nachhaltigen Masteffekt der scheinbaren »Schlankgetränke« können schwangere Frauen sogar auf ihre ungeborenen Kinder übertragen: Ihr Nachwuchs hat mit einem Jahr ein mehr als doppelt so hohes Risiko für Übergewicht wie die Kinder von Müttern, die in der Schwangerschaft keine Süßstoff-Softdrinks getrunken haben.

Was besonders erschreckend ist: Schon die einmalige Gabe eines Süßstoffs kann offenbar über die Nahrung aufgenommene Energie umleiten – weg vom Verbrauch hin zu den Depots. In einer Studie gaben Forscher einer Gruppe von Teilnehmern zunächst den in Wasser gelösten Süßstoff Sucralose, während eine Vergleichsgruppe pures Wasser erhielt. Im Anschluss daran wurde beiden Gruppen eine größere Menge Glukose verabreicht. Bei der ersten Gruppe, jener mit der süßen »Vorbehandlung«, stieg der Blutzuckerspiegel daraufhin deutlich höher an. Sie bildeten auch mehr vom Masthormon Insulin. Darüber hinaus stuften alle Versuchsteilnehmer ihren Appetit höher ein, nachdem sie mit Aspartam gesüßtes Wasser getrunken hatten. Wer schlank werden oder bleiben will, ist mit Süßstoff als Zuckerersatz also äußerst schlecht beraten.

INSULINLOCKSTOFF EXTREM

Wie Süßstoffe den Stoffwechsel derart effektiv auf Gewichtszunahme umzustimmen vermögen, ist bisher noch nicht ganz klar. Einige von ihnen könnten jedoch mit dem süßen Geschmack den Organismus zu einer höchst unerwünschten Reaktion veranlassen: Normalerweise werden mit dem Geschmack »Süß« große Mengen Kohlenhydrate angekündigt – und mitgeliefert. Damit der Blutzucker dadurch nicht so hoch ansteigt, beauftragt das Gehirn umgehend die Bauchspeicheldrüse, schon einmal eine großzügige Portion Insulin auszuschütten. Doch was passiert bei Süßstoffen? Die Energielieferung bleibt aus. Dabei ist schon viel Insulin als Reaktion auf viele Kohlenhydrate schlecht, weil es den größeren Teil der Energie in die Fettdepots umleitet. Viel Insulin ohne Kohlenhydrate ist jedoch noch viel schlimmer: Der wenige noch im Blut vorhandene Zucker wird weggefegt. Dadurch sinkt der Blutzucker massiv – und das lässt uns verzweifelt zurück an den Kühlschrank schleichen oder in die Keksdose greifen. Die Blutzuckerachterbahn nimmt nun richtig Fahrt auf – und damit der Aufbau von Depotfett (siehe auch ab Seite 131).

VIELFÄLTIGE NEGATIVE WIRKUNGEN

Durch die Unterzuckerung infolge von Süßstoffkonsum sind ungesundes Essverhalten und Maststoffverlangen vorprogrammiert, dazu setzt das viele Insulin den Körper in den Energiesparmodus. Außerdem könnten Süßstoffe noch auf einem weiteren Weg den Stoffwechsel auf Speicherung umstellen: Sie verändern massiv die Darmflora und stören dadurch eine gesunde Glukoseverwertung.

Lust auf mehr

Die Trennung von süßem Geschmack und Energie erscheint zunächst eine clevere Lösung, doch der Organismus lässt sich nicht so leicht täuschen. Schon der süße Geschmack von Süßstoff löst im Gehirn ein schwächeres Belohnungssignal als Fruktose aus. Davon abgesehen misst der Darm ständig den Energiegehalt im Nahrungsbrei. Zeigen die Energiefühler Treibstoffarmut, wird die Nahrungsaufnahme im Gehirn nicht mit Belohnungsgefühlen begrüßt. Ohnehin kontrolliert der Hypothalamus, das Stoffwechselsteuerzentrum im Gehirn, permanent den Blutzucker. Wenn der aufgrund von erhöhter Insulinproduktion ins Leere abfällt, kommt keine Zufriedenheit auf – egal wie viel wir essen.

Dann hat so mancher Süßstoff noch eine ganz eigene Zusatzwirkung auf den Appetit, wie zum Beispiel Aspartam. Dessen konzentrierte Süße besteht zur Hälfte aus der Aminosäure Phenylalanin und zu 40 Prozent aus der Aminosäure Asparaginsäure. Beide Eiweißbaustoffe konkurrieren mit einem dritten, dem Tryptophan, um die Aufnahme ins Gehirn. Letzteres zieht den Kürzeren und dadurch wiederum sinkt der Spiegel des Wohlfühlhormons Serotonin. Das weckt die Lust auf Kohlenhydrate, schlimmstenfalls auf Kekse und Schokoriegel. Dieses Beispiel zeigt wieder einmal, dass Geschmack keine beliebige Größe ist, sondern, zumindest teilweise, eine tiefere biologische Bedeutung hat.

Gefährliche Kombi

Trotz zahlreicher Studien halten viele Forscher die Beweise gegen Süßstoffe anscheinend nicht für ausreichend, sonst hätten sie längst ihren Status als erlaubte Zusatzstoffe verloren. Weiterhin beruft man sich auf teils widersprechende Studienergebnisse und argumentiert, dass die Lebensmittelindustrie nur sehr schwer auf Süßstoffe verzichten könne.

Was bei solchen Bewertungen aber ohnehin zumeist ausgeblendet wird: Ein Maststofftyp agiert nie alleine. Er »verschwört« sich vielmehr mit vielen anderen Maststofftypen in unserem Essen und belastet so die Gewichtsentwicklung negativ. Wissenschaftler aber untersuchen Maststoffe im Allgemeinen isoliert auf ihre Wirkung. Dabei entfalten sie ihre Wirkung vor allem in der Kombination, wie eine Studie erahnen lässt: Forscher mischten dazu Transfettsäuren (Maststofftyp N° 5) ins Futter von Labortieren. Bei einem Teil der Tiere mischten sie zusätzlich noch Glutamat (Maststofftyp N° 1) unter und gaben den Süßstoff Aspartam (Maststofftyp N° 3) ins Trinkwasser. Mit dieser Kombination nahm das innere Bauchfett der Nager um 55 Prozent mehr zu, als wenn sie nur die schädlichen Transfette als Maststoff erhielten. Die Insulinresistenz stieg im Vergleich sogar um 56 Prozent. Und diese unheilvollen Drei sind nur ein kleiner Ausschnitt an möglichen Maststoffen, die sich heute in unserem Essen finden.

ZUSATZSTOFFE: MASTHELFER AUS VERSEHEN

Süßstoffe fallen offiziell in die Kategorie der Zusatzstoffe, deswegen sind sie auch mit einem E-Code versehen. Fraglos haben sie also die Funktion, Appetit auf das Produkt zu machen, in dem sie stecken. Zumindest teilweise erreichen sie dabei zudem, dass wir auch mehr davon essen und dass der Körper sogar in den Energiesparmodus schaltet. Damit haben sie das Prädikat »Maststoff« allemal hoch verdient.

Neben den Süßstoffen entfaltet aber auch so mancher andere Zusatzstoff eine beachtliche Mastwirkung – ganz ohne süßen Geschmack. Es wäre jedoch eine böswillige Unterstellung zu behaupten, sie würden dem Essen nur deshalb beigemengt. Vielmehr handelt es sich bei ihnen um kleine Helferlein, die beispielsweise für eine bessere Konsistenz sorgen oder die Haltbarkeit verbessern. Trotzdem haben sie »Nebenwirkungen« auf den Stoffwechsel und fördern den Fettaufbau – zumal sie oft ohnehin schon maststoffreichen Produkten zugesetzt sind.

Die behördlichen Unbedenklichkeitssiegel für Zusatzstoffe verwundern bereits bei Süßstoffen sowie den hochwirksamen Maststoffen Glutamat (E 620 bis E 625) und Nucleotiden (E 626 bis E 635). Studien der letzten Jahre haben nun noch weitere Kandidaten unter den E-Nummern ausgemacht, die ebenfalls einen verhängnisvollen Beitrag zur weltweiten Adipositas- und Diabetesepidemie leisten könnten.

Solange Erkenntnisse über eine mögliche Mastwirkung nur eingeschränkt vorhanden sind, sollte man dem einen oder anderen Zusatzstoff bewusst aus dem Weg gehen. Dabei hilft wieder einmal ein kritischer Blick auf die Zutatenliste.

Angeblich harmloser Entzündungsstoff

Wenn Forscher bei Tieren oder in einer Zellkultur eine Entzündung auslösen wollen, greifen sie nicht etwa in eine Giftküche, sondern verwenden seit Jahrzehnten einen als unbedenklich eingestuften Lebensmittelzusatzstoff: Carrageen (E 407). Schon das wäre allemal Grund für erste Bedenken, denn Carrageen wird in unserem Essen beispielsweise als Geliermittel verwendet. Es findet sich oft in Eiscreme, Süßigkeiten, Marmelade, Brotaufstrich, Desserts, Salatdressings, Frischkäse oder Sahne. Mit der lange Zeit vorherrschenden Forderung nach fettarmer Ernährung erschlossen sich für Carrageen aber auch neue Anwendungsbereiche: fettarme Fleischprodukte zum Beispiel, in denen der aus Algen gewonnene Stoff die Textur von Fett nachahmen soll – ganz ohne dessen Kalorien. Auch Kindernahrung wird teils unter Mithilfe von Carrageen hergestellt.

Als Forscher den Lebensmittelzusatzstoff in einer Studie ins Wasser von Labormäusen mischten, entwickelten diese eine Insulinresistenz. Dabei verwendete man nicht einmal, wie sonst oft in Untersuchungen üblich, eine vielfache Dosis. Vielmehr entsprach die Carragenmenge in etwa jener, die ein Mensch in den 1970er-Jahren im Schnitt zu sich nahm – und die lag weit unter der Menge von heute.

Emulgatoren schädigen Darmbarriere

Ein weiteres Forscherteam untersuchte gleich zwei häufig angewendete Lebensmittelzusatzstoffe: die Emulgatoren Carboxymethylcellulose (E 466) und Polysorbat 80 (E 433), die beispielsweise im Überzug von Süßwaren und Nüssen verwendet werden, aber auch in Fruchtzubereitungen, Keksen, Kuchen, Soßen, Milchprodukten, Speiseeis, manchen Margarinen und Diätlebensmitteln zu finden sind. Wieder verabreichten die Wissenschaftler ihren Versuchstieren dabei »nur« solche Mengen, die in etwa dem entsprechen, womit wir heute im Durchschnitt über unsere Nahrung konfrontiert werden. Doch schon das genügte für die Zunahme an Körpergewicht und Fett sowie um eine im Körper vor sich hin glimmende Entzündung auszulösen. Wie es sich für einen ernst zu nehmenden Maststoff gehört, erhöhten die angeblich harmlosen Zusätze außerdem die Nahrungsaufnahme.

Ein wesentlicher Grund für die Stoffwechselverschiebung in Richtung Gewichtsaufbau und Insulinresistenz könnte auf der Schädigung der Darmschleimhaut beruhen. Die Emulgatoren führten in der Studie nachweislich zu einer Entzündung dieser Schutzbarriere. Damit verliert der Darm die Kontrolle über die ortsansässigen Bakterien. Ungleichgewichte in der Darmflora begünstigen dann ebenfalls einen Fettaufbau im Körper.

Schimmelhemmer mit Masteffekt

Gerade erst haben Forscher bei einem weiteren häufig verwendeten Lebensmittelzusatzstoff Maststoffeigenschaften gefunden: Propionsäure (E280 bis E282). Sie schützt Produkte wirksam vor Schimmelbefall und wird daher gerne Backwaren zugesetzt, insbesondere Brot. Weil »Konservierungsstoff« jedoch nicht so gut klingt, deklariert so mancher Hersteller den E-Stoff auf dem

ANTIBIOTIKA UND TIERMAST

Seit den 1950er-Jahren wurden in der Tiermast Antibiotika als Maststoff verwendet. Dabei wurde eine Dosis ins Futter oder Wasser der Tiere gemischt, die weit geringer war, als wenn das Medikament zur Bekämpfung einer bakteriellen Infektion eingesetzt wird. Die schleichende Dauerbehandlung mit Antibiotika verändert die Zusammensetzung der Darmflora derart, dass Gewichtsaufbau massiv gefördert wird. Auf dieselbe Weise könnte auch die übermäßige Anwendung von Antibiotika bei Menschen einen Teil zur Übergewichtsepidemie beitragen.

Etikett lieber als »Säureregulator«. Das kann Propionsäure nämlich auch – und es klingt gleich noch geschmacksverbessernd.

In einer Studie verabreichten die Forscher den Versuchsteilnehmern den Lebensmittelzusatzstoff in »normalen« Mengen, wie er auch Speisen zum Zweck der Konservierung zugesetzt wird. Die Probanden wurden daraufhin messbar insulinresistenter und produzierten als Gegenreaktion deutlich höhere Insulinmengen als bei den gleichen Speisen ohne Propionsäure. Der Säureregulator löste zudem eine heftige Reaktion des sympathischen Nervensystems aus. Er macht wach und aktiv, das könnte zugleich auch die Nachfrage nach mehr Nahrung hochfahren – ähnlich wie der Zusatzstoff Glutamat (siehe ab Seite 79).

Zusatzstoffe sind also ein weiteres Argument dafür, warum es sich lohnt, einen weiten Bogen um Fertigspeisen zu machen, vor allem um solche, die gleich mehrere E-Stoffe enthalten wie Ketchup oder Barbecuesoße – zumal auf dem Etikett nicht einmal immer alle potenziellen Problemzusätze zu identifizieren sind. Die wissenschaftliche Erkenntnislage zu vielen dieser E-Stoffe ist so dünn, dass man nicht weiß, was man sich wirklich damit zumutet. Und auch wenn von Zusatzstoffen mit »versehentlichem« Masteffekt insgesamt wohl nur ein kleines Gewichtsplus ausgeht, sind die chemischen Helferlein doch fast immer in ein Maststoffsammelsurium eingebettet, in Tiefkühlpizza etwa oder in Mikrowellenlasagne.

MASTSTOFFTYP N° 4: GLUKOSE

Im Zentrum der Frage, ob der Organismus im Mast- oder Verbrauchsmodus arbeitet, steht auch ein Zucker, der mengenmäßig oft der größte Nahrungsbestandteil und damit auch der größte Energielieferant ist: Glukose (Traubenzucker). Sie hat das Zeug, zum Supermaststoff zu werden, der den Stoffwechsel nicht nur in Richtung Fettaufbau manipuliert, sondern genau dafür auch gleich noch reichlich Energie mitliefert.

Wandert ein Großteil der Glukose als Energiequelle ins Gehirn, ein beachtlicher Teil in die Muskulatur und wird nur ein kleiner Teil zu Fett für die Energiedepots umgewandelt, ist alles in Ordnung. Auch Letztere müssen, wenn wir uns angestrengt haben, wieder aufgefüllt werden, denn sie stellen wichtige Reserven für Wiederaufbau, Wachstum und Fortpflanzung bereit. Bei Insulinresistenz und der damit einhergehenden erhöhten Insulinausschüttung ist das anders. Bei der gleichen Menge Glukose wird dann vor allem »nach unten« verteilt: Die Muskelzellen machen ihre Schotten dicht und der Löwenanteil der zugeführten Glukose wird in Fett umgewandelt. Für das Gehirn ist sie damit verloren. Das ist umso schlimmer, weil dieses Organ unter optimalen Bedingungen fast nur von Glukose zehrt. Aus Sicht des Gehirns gibt es deshalb nur eine logische Lösung: Es muss mehr Kohlenhydrate über die Nahrung anfordern. Das allerdings erzwingt nur noch höhere Insulinausschüttungen, um den Blutzucker auf erträgliche Höhen abzusenken – und bedeutet noch mehr Fettreserven und Speckröllchen. Die ursprünglich beabsichtigte Glukoseversorgung des Gehirn dagegen wird nur leidlich verbessert.

Einige »Ernährungsexperten« empfehlen daher, Glukose möglichst vom Speiseplan zu streichen. Tatsächlich würde dadurch ganz automatisch der bedeutendste Reiz für die massive Insulinausschüttung im Körper verschwinden. Allerdings ist glukosereiche Nahrung absolut typisch für den Menschen mit seinem großen Gehirn. Ohne Sättigungsbeilage, ohne die Scheibe Brot zum Salat, ohne den Reis zum Hühnerfrikassee fehlt uns spürbar etwas. Ohne einen großzügigen Kohlenhydratträger werden wir nicht richtig satt – und sind auch nicht zufrieden.

Wenn es darum geht, dem Maststoff-Teufelskreis zu entkommen, hilft es also wenig, keine oder möglichst wenige glukosereiche Nahrungsmittel zu verzehren. Vielmehr steckt die Lösung darin, wie, womit und wann wir sie essen.

GEFÄHRLICHE VERWANDLUNG: WENN AUS GLUKOSE FRUKTOSE WIRD

Den wohl schlimmsten Weg, den die Glukose im Körper einschlagen kann, ist ihre Umwandlung zum Maststoff Fruktose über den sogenannten Polyolweg. Genau das aber kann in weitaus mehr Geweben geschehen als bislang vermutet. Dabei ist die selbst produzierte Fruktose aus gesundheitlicher Sicht noch bedenklicher als jene, die wir über die Nahrung aufnehmen. Die wird schließlich gleich von zwei Barrieren weitgehend abgefangen: Darm und Leber verhindern, dass die Fruktose überhaupt in den Blutkreislauf gelangt. Entsteht der Mast- und Stoffwechselstörstoff jedoch erst im Körper, sind die Gewebe ihm schutzlos ausgeliefert. Ein Glück, dass nicht alle Organe das Enzym für seine Verstoffwechselung bilden (siehe auch Seite 90) und daher gar nicht erst anfangen, den Zucker völlig ungebremst zu verarbeiten, Unmengen Harnsäure zu produzieren und sich dadurch ins eigene Stoffwechselchaos zu stürzen. Trotzdem reagieren immer noch genug Gewebe empfindlich auf die selbst produzierte

Fruktose. Die Inselzellen der Bauchspeicheldrüse gehören dazu, die das Insulin bilden, genauso der Hypothalamus, der im Gehirn Appetit und Essverhalten steuert.

Besonders heikel: In bereits prekärer Stoffwechsellage fährt die körpereigene Umwandlung von Glukose zu Fruktose besonders leicht hoch. Menschen mit Diabetes wandeln sogar 30 Prozent der Nahrungsglukose in Fruktose um. Angesichts des hohen Glukoseanteils in unserer Nahrung von bald 200 Gramm am Tag eine enorme Belastung, die eine Lawine an oxidativem Stress auslöst und für die diabetestypische Schädigung der kleinen Blutgefäße sowie eine weiter steigende Insulinresistenz verantwortlich sein könnte. Spätfolgen des Diabetes zeigen sich vor allem in Geweben, die den Polyolweg intensiv betreiben, wie die Augenlinse, die Netzhaut, die Nieren und die Nerven.

Alle Weichen auf Fruktosesynthese

Der wichtigste Trigger, der den Polyolweg in den Zellen weckt und hochjagt, ist Wasserentzug. Sobald die Gewebe Flüssigkeit verlieren, schalten sie auf interne Zuckerumwandlung.

Kohlenhydrate wie die Glukose haben eine enorme Anziehungskraft auf Wasser und können es eng an sich binden. Dadurch kann überhöhter Blutzucker den Zellen in großem Umfang Wasser rauben und sie durstig im Polyolmodus zurücklassen. Die enorme Wasserbindungskraft der Glukose ist übrigens auch für die typischen Diabetessymptome verantwortlich: Steigt der Blutzucker zu hoch an, wird er schließlich nierengängig und reißt Unmengen Wasser mit sich. Die Zunge klebt trocken am Gaumen, man hat ständig Durst und muss wiederholt Wasser lassen.

Wenn die Kohlenhydratladung obendrein noch kräftig versalzen ist, erreicht die Polyolhölle ungeahnte Stoffwechseltiefen. Denn Salz reißt zusätzlich Wasser an sich. Das in ihm enthaltene Natrium zwingt die verzweifelten Zellen in noch mehr Aufregung. Auf Dauer kann schon ein derartiger, sich stets wiederholender Wasserentzug den Körper in den Mastmodus versetzen. So ist es Forschern beispielsweise gelungen, bei Labortieren alleine durch großzügiges Extrasalz im Futter metabolisches Syndrom und Insulinresistenz zu erzeugen. Unser Körper kann Glukose folglich nur mit ausreichend Flüssigkeit gesund verwerten.

Typischerweise werden viele kohlenhydrathaltige Nahrungsmittel schon mit reichlich Wasser gekocht: Reis und Nudeln quellen beim Kochen in großen Mengen Wasser auf. Andere Kohlenhydratlieferanten enthalten ohnehin viel Flüssigkeit, so wie zum Beispiel Kartoffeln. Für ein Mittag- oder Abendessen wird die Stärke also nicht absichtsvoll durchgetrocknet, wie es bei Chips und Crackern der Fall ist. Deren Verführungskraft steckt in massenweise isolierter und raffinierter Trockenglukose, ergänzt mit viel Salz. Hinzu kommen oft noch Glutamat, Transfette und AGEs. Die Limonade dazu bringt den dürstenden Zellen kaum Linderung, weil sie ebenfalls voller Glukose steckt. Körpereigene Fruktoseproduktion, Radikalenstress und erzwungene Zellaktivierung versetzen in aufgereizte Stimmung und Mastmodus.

Die Wasserversorgung verbessern

Die Erkenntnisse um die Umwandlung von Glukose in Fruktose liefern ein äußerst schlagkräftiges Argument für einen altgedienten Gesundheitstipp: viel trinken! Neben zahlreichen anderen positiven Wirkungen bewahrt es davor, dass die aufgenommene Glukose den Polyolweg nimmt.

Allerdings muss ein Getränk auch wirklich ein Getränk sein. Wenn es selbst große Mengen Zucker enthält, die das Wasser fesseln, bleibt nichts zur Ergänzung der Glukose und für die dürstenden Zellen übrig. Bei vielen Limonaden, Fruchtsäften und Wein ist das der Fall. Bier ist da schon besser – wenn es wegen der Hefe nicht selbst ein Maststofflieferant par excellence wäre (siehe ab Seite 68). Abgesehen davon kann Alkohol selbst zu weiterem Wasserverlust führen. Das zeigt schon der Brand nach einem Trinkgelage. Auch manche Heilwässer haben einen derart hohen Mineraliengehalt (und damit Salzanteil), dass sie für den raschen Ausgleich eines Flüssigkeitsdefizites nicht optimal geeignet sind – mit einer Ausnahme: Bei Hitze oder nach intensivem Sport ist ein hoher Salzgehalt im Wasser besser, weil dieses beim Schwitzen verloren geht. Ansonsten aber ist »normales« Wasser, aus der Leitung oder als Mineralwasser aus der Flasche, das ideale Getränk. Dasselbe gilt für Tee, sofern er nicht mit Zucker gesüßt wird. Als Kompromiss und für den Geschmack ist gelegentlich eine Saft- oder Weinschorle akzeptabel.

Auch zum Essen soll man trinken

Man hört und liest immer wieder, dass es schlecht wäre, beim Essen zu trinken, weil dadurch die Verdauungssäfte verdünnt und die Verdauung behindert würde. Dabei braucht es doch Wasser, damit die Säfte überhaupt richtig fließen können. Zudem passt der Magen seine Säureproduktion intelligent den jeweiligen Verhältnissen an. Er sorgt stets für ein gleichbleibend echt ätzendes Klima, in dem Proteine besser aufgeschlossen und Krankheitserreger zerstört werden. Auch im Darm werden Verdauungsenzyme durch Extrawasser nicht ungünstig verdünnt. Sie suchen sich ihre Arbeitsstellen im Nahrungsbrei selbstständig und schwirren nicht losgelöst im Wasser umher.

Es ist nicht sinnvoll, sich bereits mit einem Wasserdefizit an den Tisch zu setzen und draufloszuessen. Viel sinnvoller ist es, schon vor dem Essen kräftig zu trinken. Und gerne auch dabei.

Umso vitaler die körpereigenen Ausgleichsmechanismen noch sind, desto leichter vergisst man solche gesunden Angewohnheiten jedoch. Dabei ist viel gewonnen, wenn man frühzeitig anfängt, dem eigenen Organismus das Leben leicht zu machen. Im Hinblick auf die so dringend benötigte Glukose

ANTI-MASTSTOFF-TRICK

Trinken Sie generell reichlich. Löschen Sie Ihren Durst aber mit echten Getränken: Wasser oder Tee, gelegentlich Saft- oder Weinschorle. Vergessen Sie auch nicht, beim Essen stets Wasser auf den Tisch zu stellen.

bedeutet das, sie ihm so bereitzustellen, dass er sie für gesunde Zwecke nutzen kann. Dazu gehört auch der nötige Feuchtigkeitsgrad. Ist die Stoffwechselmalaise hingegen erst einmal ausgeprägt, springt der Polyolmotor schnell an. Im Nachhinein wird es dann schwieriger, die körpereigene Maststoffproduktion mit dem Wasserglas zu unterbinden.

BLUTZUCKERACHTERBAHN: SO GELINGT DER AUSSTIEG

Wasser ist längst nicht alles, was darüber mitentscheidet, welchen Weg die Glukose nimmt. Denn steile Blutzuckeranstiege mit hohen Gipfeln ziehen nicht nur übermäßig Wasser aus dem Gewebe und heizen so den Polyolweg und die körpereigene Maststoffproduktion an. Sie fordern auch eine massive Insulingegenreaktion heraus. Schließlich ist es die Hauptaufgabe des Hormons, den Blutzucker auf tolerable Höhen abzusenken. Hat man sich durch reichlich Maststoffe in der Ernährung also bereits eine Insulinresistenz angegessen, muss die Bauchspeicheldrüse oft ein Vielfaches dessen ausschütten, was normal nötig wäre, um diese Aufgabe plangemäß zu erfüllen – Fettaufbau und etliche weitere Nebenwirkungen inklusive.

Auf einen allzu steilen Blutzuckeranstieg folgt aufgrund der heftigen Insulinausschüttung oft eine ebenso rasante Talfahrt. Auch das ist gesundheitlich unerwünscht: Das Gehirn, ohne eigene Energiereserven, gerät in höchste Alarmbereitschaft, wenn der Glukosespiegel absackt, weil der Löwenanteil des Zuckers im Fettgewebe verschwindet. Es »schreit« daher umgehend nach weiterer Nahrung – am besten Kohlenhydrate, die den Glukosespiegel schnell wieder nach oben sprinten lassen. Das Problem wird dadurch aber nicht gelöst, weil die wiederkehrenden Glukosespitzen jedes Mal neue Insulinspitzen erzwingen. Und das steigert generell das Maststoffverlangen und den süßen Zahn. Das Gemeine: Wer eisern versucht, eine Blutzuckertalfahrt auszusitzen und den verlangten Nachschub an Kohlenhydraten zu verweigern, bekommt heftige Gegenwehr vom Nahrungsinstinkt. Je länger man wartet, desto süßer werden die Essfantasien.

Es ist alles andere als ein Zufall oder eine willkürlich entstandene Tradition, dass so viele Leute nachmittags gerne ein Stück

BLUTZUCKERCHAOS

Reichlich Glukose in der Nahrung führt zu einem fettproduzierenden Auf und Ab des Blutzuckers. So läuft das Ganze ab:

- Viel schnelle Glukose in der Nahrung lässt den Blutzucker schnell ansteigen.
- Es folgt eine hohe Insulinausschüttung.
- Durch viel Insulin wird viel Glukose in Fett umgewandelt, statt verbrannt.
- Dadurch fällt der Blutzucker rapide.
- Verlangen nach Süßem stellt sich ein, das schnell für Glukosenachschub sorgt.
- Gibt man dem Verlangen nach, startet eine neue Berg-und-Tal-Fahrt …

Kuchen essen. Es handelt sich dabei vielmehr um eine biologische Reaktion des Körpers auf den Blutzuckerspiegel. Zum Mittagessen gibt es meist eine üppige Portion Kohlenhydrate, nicht selten solche, die schnell ins Blut strömen, etwa weil sie aus Weißmehl oder falsch kombiniert sind. Durch die heftige Insulingegenreaktion fällt der Blutzucker später wieder deutlich ab, oft sogar unter das Niveau, das er vor dem Mittagessen hatte. Die aus Instinktsicht logische Antwort darauf ist ein Verlangen nach Kohlenhydraten plus Maststoff – es muss also ganz dringend etwas Süßes her.

Hat sich schon eine überschießende Insulinreaktion verfestigt, kann die Blutzuckerdelle auch direkt nach dem Essen entstehen. In der Medizin wird diese prompte Unterzuckerung direkt als postprandiale Hypoglykämie bezeichnet. Der Griff zur süßen Lösung ist damit wieder vorprogrammiert. (Es gibt aber auch andere Gründe für eine postprandiale Hypoglykämie.)

Das Problem mit dem glykämischen Index

Eine weitverbreitete, oft empfohlene Strategie gegen extreme Blutzuckerspitzen ist die Berücksichtigung des glykämischen Index (GI). Der GI besagt, wie hoch ein bestimmtes Lebensmittel den Blutzucker nach dem Verzehr ansteigen lässt. Wer also Lebensmittel mit hohem GI reduziert, bremst automatisch auch den Blutzucker aus. Das klingt zunächst vielversprechend: Denn so sind nicht nur die in einem Lebensmittel enthaltenen Kohlenhydrate und Kalorien entscheidend für ihre Wirkung, sondern auch das Tempo, mit dem sie verdaut und ins Blut aufgenommen werden. Ansätze wie die Glyx-Diät, die Logi- oder Montignac-Methode haben dies im Fokus.

Leider hat die Idee mit dem GI aber erhebliche Schwächen. Normalerweise werden viele der untersuchten Nahrungsmittel nämlich nicht einzeln verzehrt, wie dies in der Messung des glykämischen Index der Fall ist. Wer isst schon eine Kartoffel pur?

Glykämischer Index (GI) von Nahrungsmitteln

Baguette	95	Linsen	29
Weizenvollkornbrot	60–74	Fruchtriegel	75
Sauerteigbrot	53	Müsliriegel	61
Weißbrot mit Butter, Joghurt, sauren Gurken	39	Banane	52
Spaghetti, hell	38–44	Orange	42
Spaghetti, Vollkorn	37	Karotte	47
Kartoffeln	75	Apfelsaft	40
Pommes	75	Orangensaft	50
Hirsebrei	107	Smoothie	33
Klebriger Reis	92–98	Orangenlimonade	68
Jasmin-Reis	109	Colagetränk	58
Langkornreis	56	Eiscreme	51
Pizza	44	Waffelkekse	74-77
Müsli	52	Getrocknete Datteln	103
Cornflakes	81		
Popcorn	72	Milch	27
Kidneybohnen	28	Joghurt	36

Quelle: In Anl. an Foster-Powell 2002

GI-Kategorien: niedrig: x–55; mittel: 56–69; hoch: 70+x

Wer verzehrt eine Scheibe Weißbrot trocken? Und das auch noch gewohnheitsmäßig? In der Kombination mit anderen Nahrungsmitteln verändert sich jedoch der GI meist grundlegend. Genauso steckt in der richtigen Kombination auch die Abhilfe gegen allzu heftig steigende Blutzuckerspiegel.

Weitere Zutaten bremsen also die Aufnahme der Glukose aus Reis, Nudeln und Brot. Gerade Fett ist diesbezüglich höchst wirksam. Hat ein Stück Baguette ohne Butter einen GI von 95, sind es bei einer Scheibe gebutterten Weißbrots schon nur noch 59. Und damit gelangt die Kohlenhydratbombe aus der Kategorie extrem hoch direkt in den mittleren Bereich.

Es mag verwundern, dass gerade das doppelt energiedichte Fett die Umwandlung von Glukose in Körperfett verhindert. Aber das übliche Zusammenrechnen von Kalorien ignoriert eben, wie die Nährstoffe im Körper aufgenommen und weiterverarbeitet werden. Die Idee, Fett drastisch zu reduzieren und sich dafür an Kohlenhydraten satt zu essen, ist dementsprechend richtig schlecht. Die Kombination aus beiden, wie sie in traditionellen Menüs typisch ist, ist die weitaus klügere Idee.

Fett ist aber nicht die einzige Bremse, die die Aufnahme der verzehrten Kohlenhydrate ins Blut verlangsamt. Viele Kombinationen etwa mit Fleisch und Gemüse verringern das Marschtempo der Glukose ebenso. Als besonders wirksame Kombination hat sich die Zugabe von Säure herausgestellt, wie Essig, Wein oder Zitronensaft. Wird besagte Scheibe Weißbrot mit Butter mit Joghurt und sauren Gurken kombiniert, sinkt der GI von 59 noch einmal auf 39. Damit lässt das üppige Koh-

ANTI-MASTSTOFF-TRICK

Verwenden Sie aufs Brot besser Sauerrahmbutter. »Mildgesäuerte« Butter, wie sie heute üblich ist, wurde nur nachbehandelt und ist deutlich weniger sauer. Sauerrahmbutter mildert den Blutzuckeranstieg daher besser ab lenhydratpaket den Blutzucker deutlich weniger ansteigen als beispielsweise gekochte Karotten. Der GI-Wert allein hat also einen begrenzten Aussagewert.

Die fehlende Säure ist übrigens mit ein Grund, warum die Ablösung von Sauerteig durch Hefe als Triebmittel in Brot den Gewichtsaufbau stark begünstigt (siehe ab Seite 69). Nicht nur die Unmengen an Glutamat und Nukleotiden in diesem Grundnahrungsmittel verursachen eine massive Maststoffattacke, gleichzeitig fällt auch die von den Mikroorganismen selbst ins Brot eingebaute Säurebremse weg. Der Effekt ist enorm: Während mit Hefe gebackenes Brot pur gegessen meist einen hohen Anstieg des Blutzuckers verursacht und zu den Top-GI-Kandidaten gehört, bringt es Sauerteigbrot mit einem GI von etwa 53 nur noch zu einem Anstieg im unteren Bereich.

Wichtig ist also, kohlenhydratreiche Nahrungsmittel nicht genauso zu essen, wie sie für die Messung vom glykämischen Index in Studien verzehrt werden: isoliert. Vielmehr sollten sie reichlich mit anderen Nahrungsbestandteilen kombiniert werden – ganz so, wie es in traditionellen Gerichten fürs Frühstück, Mittag- und Abendessen immer schon üblich war. Entsprechend deplatziert sind Reiswaffeln pur, Hefebrotscheiben nur mit etwas Gemüse oder fettarme Cracker für den kleinen Hunger zwischendurch. Auch ein Apfel ist dann nicht ideal – von Fruchtsaft oder Limonade ganz zu schweigen.

Wie sinnvoll ist Low Carb?

Zugegeben, die Low-Carb-Idee hat auf den ersten Blick durchaus etwas Verlockendes: Man nimmt dem Körper einfach den wichtigsten Grund, Insulin auszuschütten, indem man kohlenhydratreiche Nahrungsmittel, insbesondere die Stärkeschwergewichte Brot, Nudeln, Reis und Kartoffeln sowie natürlich Zucker, einfach weitgehend vom Speiseplan streicht. Und schon hat sich das Problem erledigt.

ANTI-MASTSTOFF-TRICK

Für den kleinen Hunger zwischendurch gibt es eine alte »Universallösung«: das Pausenbrot. Es sollte aus Natursauerteig sein und darf beherzt mit Sauerrahmbutter bestrichen werden. Obendrauf kommen Käse, Schinken oder Räucherlachs und ein Salatblatt. Nach Belieben Gemüse, Oliven oder Obst dazu – fertig!

Doch diese Sichtweise übersieht die zahlreichen Belege dafür, dass wir uns auch unabhängig von Glukose Insulinhöhenflüge antun und Insulinresistenz aufbauen können. Sie erklärt auch nicht, wieso wir uns überhaupt in den Überfüllungszustand hineinessen. Schließlich müssten wir doch längst gesättigt sein, den Appetit verlieren, bis die Speicher wieder geleert sind. Gerade Glukosevorräte lassen sich schnell wieder abbauen. Die körpereigenen Reserven in Form von Glykogen reichen weit weniger als einen Tag, zumal wenn man auch noch Sport treibt. Ein Glukoseüberangebot aus der Nahrung ist also schnell abgebaut. Warum sinkt nicht auch die Insulinresistenz entsprechend? Warum öffnen sich die Glukosetore in den Muskelzellen nicht wieder?

Stärkereiche Lebensmittel können auch nicht der entscheidende Antreiber für immer mehr Übergewicht und Diabetes in den Industrie- und Schwellenländern sein. Denn mit steigendem Wohlstand werden deutlich mehr tierische Nahrungsmittel verzehrt. Für Menschen in Armut war dagegen immer schon Getreide der größte Energielieferant, auch hierzulande lag der Kohlenhydratanteil früher meist bei zwei Drittel. Anders als viele Anhänger der Low-Carb-Bewegung behaupten, sind Kohlenhydrate seit Ewigkeiten das Grundnahrungsmittel der Menschen. Bereits in den 1970er-Jahren konnte der amerikanische Botaniker Jack Harlan zeigen, wie reich die Getreideernte schon vor dem Ackerbau ausfallen konnte. In nur einer Stunde erntete der Forscher in der heutigen Türkei mit einer Steinsichel fast zwei Kilogramm wilden Weizen. Viele Menschen haben noch vor gar nicht allzu langer Zeit viel länger gebraucht, um ihr täglich Brot zu verdienen. Auch entsprechende Werkzeugfunde bezeugen, dass bereits vor 30 000 Jahren Getreide gemahlen wurde. Dennoch waren über lange Zeit die wichtigsten Kohlenhydratquellen wahrscheinlich Knollen und Rhizome. Die stärkereichen unterirdischen »Nährstofftresore« von Pflanzen wie Kartoffel oder Maniok ernährten wohl schon vor Millionen von Jahren die Australopithecinen, jene Gattung, die wohl den ersten Schritt in Richtung menschlicher Evolution machte. Sie hatte im Vergleich zu Schimpansen und Bonobos schon ein etwas größeres Gehirn. Möglicherweise lag das am Energieplus durch stärkereiche Ernährung.

Viele Jäger-und-Sammler-Völker graben noch immer große Mengen solcher Knollen aus, wie die Hadza aus dem heutigen Tansania. Wissenschaftler gehen davon aus, dass man an ihnen sehen könne, wie Menschen wohl einen Großteil der Evolution gelebt haben und an welche Nahrung wir von unserer Biologie her optimal angepasst sind. Die Hadza-Frauen graben bei sengender Hitze Ekwa-Knollen, mit harter Knochenarbeit schaffen sie es, bis zu 15 Kilogramm am Tag zu ernten. Das sichert die Kalorienversorgung, denn es kommt öfter vor, dass die Männer ohne Beute von der Jagd zurückkehren.

Eine starke Einschränkung des Kohlenhydratkonsums ist also, anders als oft behauptet, keine Rückkehr zu unserer natürlichen, artgerechten Ernährungsweise, sondern – im Gegenteil – eine neue Form der Ernährung.

Zur Behandlung und Rückführung von Diabetes jedoch kann strengeres Low Carb nachweislich ein äußerst wirksames Mittel sein. Womöglich ist es im Vergleich zu manch anderen Diäten auch besser geeignet, um abzunehmen. Aber eine wirksame Therapie ist nicht automatisch für alle gesund – schon gar nicht auf Dauer.

Fraglos ist auch das Maß der verzehrten Kohlenhydrate von Bedeutung, nicht nur das Tempo, in dem sie vom Körper aufgenommen werden. Gerade wenn schon eine hohe Maststoffbelastung besteht, ist es denkbar ungünstig, noch großzügig den Treibstoff Glukose daraufzuschütten. Man hätte dann, im Gegenteil, allen Grund, von Brot und Nudeln nicht mehr zu essen, als es zur Zufriedenheit braucht. So gesehen war auch die zeitweise propagierte Idee, sich an Kohlenhydraten statt an Fett satt zu essen, falsch – allein schon, weil sie dadurch noch schneller ins Blut rauschen.

ESSEN NACH DEM BIORHYTHMUS

Kohlenhydrate sind und bleiben ein elementares Grundbedürfnis. Es braucht schon sehr gute Gründe, um sie extrem einzuschränken. Eine weitere entscheidende Frage ist eher, wann man sie am besten isst. Der Zeitpunkt entscheidet nämlich ganz erheblich darüber, welchen Weg die Glukose nimmt.

Das Duo, das den Blutzuckerspiegel sichert, sind die Nahrungsglukose und die körpereigene Glukoseproduktion. Sie wird wesentlich von dem Hormon Cortisol angetrieben. Dessen Aufgabe ist, die Glukoseversorgung des Gehirns zu verbessern. Dazu hemmt es zum einen die Glukoseaufnahme an den Muskelzellen und treibt zum anderen die körpereigene Bildung von Glukose aus Aminosäuren hoch. Zu guter Letzt hemmt Cortisol auch noch direkt die Bauchspeicheldrüse, Insulin auszuschütten. Während Insulin die Glukose also vom Gehirn weg in die Muskeln und Fettzellen verteilt, arbeitet Cortisol genau in die Gegenrichtung: zum Gehirn.

Cortisol wird nicht nur bei Stress ausgeschüttet, es folgt auch dem Tagesrhythmus. In den sehr frühen Morgenstunden ist sein Pegel am höchsten. Das bedeutet, dass morgens die körpereigene Bildung von Glukose aus Aminosäuren hoch ist. In den Morgenstunden ist der Blutzuckerspiegel daher von sich aus recht stabil. Entsprechend ist auch das Hungergefühl nicht so ausgeprägt. Viele Menschen kommen daher auch ganz ohne Frühstück zurecht: Bis zu 30 Prozent der Menschen sollen nüchtern in den Tag starten. Im Tagesverlauf fällt der Cortisolspiegel dann immer mehr und sehr deutlich ab. Damit sinkt auch die körpereigene Blutzuckerbildung aus Eiweißen und deswegen treten Unterzuckerungen mit starkem Süßverlangen meist erst in der zweiten Tageshälfte auf. Um dann Heißhungerattacken vorzubeugen, sollte man beim Mittag- und Abendessen verstärkt auf Nudeln, Kartoffeln oder Brot setzen, am besten kombiniert mit viel Gemüse (dazu gleich mehr, siehe ab Seite 153).

Das Frühstück stellt die Weichen

Eine morgendliche Nulldiät hilft, auch wenn sich das sicher mancher erhofft, nicht beim Abnehmen. Studien zeigen teilweise sogar ein erhöhtes Übergewichtsrisiko, wenn man aufs Frühstück verzichtet. Forscher konnten zudem bei Frühstücksverweigerern ein deutlich größeres Risiko für arteriosklerotische Veränderungen an den Blutgefäßen belegen. Die durch Nahrungskarenz erzwungene Überproduktion von Cortisol ist auf Dauer Gift für die Blutgefäße, das Bindegewebe und die Gesundheit überhaupt (mehr zur Wirkung des Stresshormons lesen Sie ab Seite 211).

Allerdings sollte man sich morgens bei Kohlenhydraten eher zurückhalten, da ohnehin schon recht viel Blutzucker vom Cortisol bestritten wird. Kommen dazu noch große Mengen Kohlenhydrate, zumal wenn diese schnell ins Blut schwemmen, steigt der Blutzucker zu hoch an, was eine heftige Insulingegenreaktion verursacht. Und schon kommt die Blutzuckerachterbahn in Fahrt. Dabei ist man gerade erst aufgestanden.

Dicke Weißmehlbrötchen mit dünnem Belag, vielleicht auch noch, um Fett zu sparen, ohne Butter, sind keine gute Idee. Auch Marmelade- oder Nusscremetoast sollten eher Ausnahme als Standard sein. Ein Schälchen Porridge ist da allemal besser.

Weniger Kohlenhydrate heißt aber nicht, dass man komplett auf sie verzichten muss, schon allein deswegen, weil die über Nacht geleerten Kohlenhydratspeicher in der Leber wieder aufgefüllt werden müssen. Das sollte eben nur nicht mit vornehmlich süßem Frühstück und aufgeplusterten Brötchen geschehen. Im Hoteljargon bedeutet das English statt Continental Breakfast. Denn viele Proteine sind zum Frühstück ideal: Schinken, Roastbeef, Lachs, Käse und Ei liefern wichtige Aminosäuren für die vom Cortisol ohnehin vermittelte Glukosesynthese. Eine Studie belegt, dass ein Rührei zum Frühstück einen weit besseren Start in den Tag ermöglicht als ein Bagel. Obwohl beide genau so zusammengestellt waren, dass sie die gleiche Kalorienzahl aufwiesen, stiegen nach dem deftigen Frühstück Blutzucker und Insulinspiegel deutlich weniger an. Die Rührei-Frühstücker fühlten sich auch satter und zufriedener. Was aber besonders interessant ist: In den 24 Stunden nach der morgendlichen Testmahlzeit, in denen wieder selbstbestimmt gegessen werden durfte, verdrückten die Bagel-Probanden 22 Prozent mehr Ka-

WICHTIG FÜR DIABETIKER

Wegen des höheren Cortisolspiegels ist morgens die Insulinresistenz höher. Die Bauchspeicheldrüse muss also noch mehr Insulin bilden, um die gleiche Menge Glukose aus dem Blut zu bekommen. Diabetiker, die Insulin spritzen, brauchen daher zu dieser Tageszeit eine höhere Dosis, um die gleiche Menge Glukose aus dem Blut zu »putzen«. Im Tagesverlauf fällt der Cortisolspiegel dann immer mehr und sehr deutlich ab. Damit sinkt auch die körpereigene Blutzuckerbildung aus Eiweißen, sodass Nahrungskohlenhydrate wie Brot, Nudeln und Kartoffeln einen größeren Part übernehmen sollten.

lorien. Erschreckend, wenn man bedenkt, dass schon ein Kalorienplus von einem Prozent am Tag übers Jahr gesehen ein Gewichtsplus von etwa einem Kilo ausmacht – sofern man der vereinfachten Kalorienformel folgt.

Ein weiteres Experiment zeigt ebenfalls deutlich, dass sich schon beim Frühstück entscheidet, wie es mit dem Essverhalten tagsüber weitergeht. Dazu wurden junge Versuchsteilnehmerinnen in drei Gruppen eingeteilt: Eine davon übersprang das Frühstück, eine zweite bekam ein Frühstück mit normalem, eine dritte eines mit hohem Proteingehalt. Die Frauen ohne Frühstück hatten im Lauf des Tages mit großem Abstand am meisten Verlangen nach Süßem und Produkten vom Typ Cafeteria. Bei den Frauen, deren Frühstück mit Extraproteinen aus Ei und Rindfleisch angereichert war, war die Tendenz zu solchen maststoffreichen Produkten am geringsten. Interessanterweise bildeten die Probandinnen mit dem eiweißreichsten Frühstück auch deutlich mehr Dopamin. Dieses »Belohnungshormon« ist ein großer Motivator, macht aktiv und vermittelt ein Gefühl von Kraft – ideale Voraussetzungen, um gut in den Tag zu starten.

Mit den Verlockungen von Schokoriegeln und Co. lässt sich nach einem Frühstück mit Roastbeef und Ei offenbar souveräner umgehen. Was aber für die Gewichtsentwicklung möglicherweise noch entscheidender ist: Ein proteinreiches Frühstück erhöht deutlich Energieumsatz und Fettverbrennung. Weil Energie für die Aktivität bereitgestellt wird, läuft der Organismus nicht im Speicher-, sondern im Verbrauchsmodus.

ANTI-MASTSTOFF-TRICK

Essen Sie morgens wenig oder besser gar nichts Süßes (Marmelade, Honig) und auch keine riesigen Mengen Müsli. Stattdessen ideal: dünne Scheiben Sauerteigbrot statt voluminöser Brötchen, viel Belag und Proteine. Schulen Sie Ihre eigene Wahrnehmung: Was reicht zur Sättigung? Kommt der Hunger bald wieder?

Allerdings spielen, was den Mastmodus betrifft, neben der Glukose noch andere Faktoren eine Rolle beim Frühstück. Wenig Kohlenhydrate bedeuten keine Absolution für knusprig gebratenen Speck und Spiegeleier mit röstbraunem Rand. Das ist wegen der AGEs leider eine extrem maststoffreiche Version eines proteinreichen Frühstücks (mehr dazu ab Seite 170).

VERBRAUCHSENERGIE – TOP ODER FLOP

Neben der Menge sowie dem Tempo und dem Zeitpunkt, wann die Kohlenhydrate unser Blut fluten, ist auch entscheidend, was die Zellen aus ihr machen. Das wird besonders deutlich am Beispiel von Getreide, das, obwohl es scheinbar eine gesunde, vollwertige und natürliche Nahrung ist, einen fulminanten Masteffekt entfalten kann.

Dass Getreidefütterung Tiere schneller zunehmen und Koteletts und Steaks fetter werden lässt, ist alles andere als neu. Neu ist, dass Getreide heute so günstig und in Massen produziert werden kann. Früher wäre undenkbar gewesen, die heutigen Mengen für die Futtertröge abzuzweigen. Die Menschen brauchten das Korn größtenteils selbst als Grundnahrungsmittel. Dennoch wurde es, wenn möglich, auch verfüttert. Vor allem gegen Ende der Mast versuchte man so, die Tiere in die gewünschte Form zu bringen. Ein typisches Beispiel dafür ist die Hafermastgans: Das Futtergetreide stellte sicher, dass zu Weihnachten eine fette Gans auf den Tisch kam – und nebenbei noch mehr von dem begehrten Gänsefett gewonnen werden konnte. Als Vorrat für schlechte Zeiten.

Wie aber kann es sein, dass ausgerechnet natürliche Nahrung mit einem hohen Anteil an Vitaminen und Mineralien den Fettaufbau so enorm fördert? Vor allem aber: Warum werden die Tiere von dem reichhaltigen Futter nicht bald satt und hören nicht einfach auf zu fressen?

Wie schon bei der purinreichen Kost des Grauwals und den Fruktosebomben des Schwarzbärs fällt Fett als entscheidender Faktor weg. Zwar enthält Getreide kleine Mengen davon, doch der Kohlenhydratanteil überwiegt bei Weitem. Dass sich dennoch so hervorragend damit mästen lässt, sofern fast ausschließlich Getreide verzehrt wird, liegt am Verhältnis der mit der Nahrung aufgenommenen Nährstoffe zueinander.

Besonders einem Mineralstoff kommt dabei eine tragende Rolle zu: dem Magnesium. Ist im Verhältnis zur zugeführten Glukose nicht genug davon vorhanden, kann unser Körper den Zucker nicht ausreichend als Verbrauchsenergie verwerten, stattdessen wandert er schnurstracks in die Fettdepots. Ohne ausreichend Magnesium wird aus dem Energiespender für die Lebensprozesse in der Gegenwart also Depotfett, das vielleicht irgendwann später gebraucht werden kann – oder eben auch nicht, dann bleibt es in den Fettzellen.

Auf den ersten Blick scheint der Magnesiumgehalt von Getreide gut, weshalb es oft sogar als eine wertvolle Magnesiumquelle empfohlen wird. Das Problem ist nur, dass der Körper das in Getreide enthaltene Magnesium nur schwer aufnehmen kann. Hinzu kommt: Selbst wenn die Aufnahme optimal wäre, reicht das immer noch nicht, um die reichlich enthaltene Energie der Verbrennung zuzuführen. Denn das Energie-Magnesium-Verhältnis stimmt nicht. Wird nun mehr davon gegessen, um den Magnesiumbedarf zu decken, steigt mit der Extraenergie wiederum der Bedarf daran mit an. Ein in der Wissenschaft bekanntes Dilemma.

Magnesium, das Schlüsselmineral für den Verbrauchsenergie-Stoffwechsel

Zwischen Insulinresistenz und Magnesium besteht ein direkter Zusammenhang: Das Mineral entriegelt die Glukosetore der Muskelzellen, sodass Insulin sie öffnen, die Energie in die Verbrauchszellen eingeschleust und dort verbrannt werden kann. Wenn Glukose ohne das zu seiner Verwertung benötigte Magnesium auf die Zelle trifft, hakt es also schon einmal. Der Blutzuckerspiegel steigt – und damit die Umwandlung von Glukose in Fruktose … Fehlt ausreichend Magnesium, treten zudem viele andere Probleme auf. Denn der Mineralstoff steht im Mittelpunkt des Verbrauchsstoffwechsels: Bisher konnten bereits 600 Stoffwechselreaktionen identifiziert werden, für die er benötigt wird. An 200 weiteren ist er unterstützend beteiligt.

Magnesium liefert auch die Lunte, mit der Zellen ihre Verbrauchsenergie ATP zünden können. Steigt die Magnesiumkonzentration in der Zelle deutlich, schnellt ihr Energieverbrauch nach oben. Die Proteinbiosynthese floriert, Wachstums-, Wiederaufbau- und Erholungsprozesse boomen. Statt nur notdürftig die wichtigsten Betriebsfunktionen mit knapper Energie versorgen zu müssen, läuft der für die Gesunderhaltung so wichtige Aufbaustoffwechsel.

Ohne Magnesium dagegen können viele Abbauschritte in der Energiegewinnung aus Glukose nicht stattfinden. Schon das Vitamin B1 (Thiamin), ohne das die Energieproduktion gar nicht erst in die Mitochondrien verlagert werden kann, braucht für seine biologische Aktivierung Magnesium. Ansonsten bleibt nur die magere Energieausbeute ohne Sauerstoff aus der Glukose – und selbst dafür braucht es den Mineralstoff.

Wenn nicht genug Magnesium im Körper bereitsteht, um die Glukose zu verwerten, wird jedoch nicht nur die Bereitstellung von Verbrauchsenergie gedrosselt. Das Gehirn fährt parallel dazu auch noch seinen Sonderbedarf an Glukose hoch. Grund dafür ist, dass Magnesium einen wesentlichen Entscheider in der Appetitregulation hemmt: die Glutamatrezeptoren. Es blockiert dessen Andockstellen und wird erst durch reichlich Natrium wieder vertrieben. Darüber hinaus verringert viel Magnesium im Gehirn die Ausschüttung von Glutamat und erhöht den Pegel des beruhigenden Nervenüberträgerstoffs GABA. Studien zeigen, dass es einen Zusammenhang gibt zwischen Magnesiummangel und Erkrankungen, die mit massiver Übererregung der Nervenzellen verbunden sind, wie Migräne und Epilepsie.

Fehlt Magnesium im Essen, bleibt die Dämpfung auf die Glutamataktivität aus und damit steigt die Glukosenachfrage. Trifft dies auf Insulinresistenz und damit hohe Insulinspiegel, ist ein miserabler Verteilungsschlüssel vorprogrammiert. Für jede Glukoseeinheit, die nun die überdrehten Nervenzellen des Gehirns milde stimmen, gehen umso mehr in die Fettzellen.

Unterversorgung mit Folgen

Das Problem im Hinblick auf Magnesium: Viele Menschen nehmen schon so nicht genug von dem Mineralstoff zu sich. In Deutschland erreichen 26 Prozent der Männer und 29 Prozent der Frauen nicht die hierzulande empfohlene Tagesdosis von 350 beziehungsweise 300 Milligramm. In den USA, wo die empfohlene Menge bei täglich 420 Milligramm für Männer und 320 Milligramm für Frauen liegt, schaffen sogar mindestens 60 Prozent nicht das Soll.

Dabei wurden die Empfehlungen ohnehin schon auf sehr unsicherer Basis getroffen. Die Messung des Blutwerts sagt nämlich wenig über den tatsächlichen Magnesiumbestand im Körper aus. Nur etwa 0,3 Prozent davon befinden sich im Blutserum. Außerdem versucht der Körper den Magnesiumspiegel möglichst lange konstant zu halten. Er zapft dafür seine eigenen Reservoirs in den Knochen an. Dass damit das Risiko für Osteoporose steigt, wird offensichtlich in Kauf genommen. Dabei sichert der Raubbau in den Knochen nicht einmal eine optimale Magnesiumversorgung in den Zellen. Selbst bei normalem Blutspiegel kann dort, wo es darauf ankommt, Magnesiumnot herrschen und damit die Bereitstellung von Verbrauchsenergie ausgebremst werden. Statt einer zufriedenstellenden Lösung hat der Körper also nun noch ein Problem: Knochenschwund.

Selbst wenn ein als ausreichend angesehener Blutwert erreicht wird, ist das Risiko für Erkrankungen, die nachweislich mit einer schlechten Magnesiumversorgung im Zusammenhang stehen, wie Diabetes, metabolisches Syndrom, Herz-Kreislauf-Erkrankungen und Osteoporose, bereits erhöht. Das spricht dafür, dass der Normwert noch zu niedrig angesetzt wird – und damit auch die empfohlene Zufuhr über die Nahrung. Mit steigender Dosis und entsprechend höherem Blutspiegel an Magnesium sinkt zudem messbar der Entzündungswert C-reaktives Protein, der als ein wichtiger Marker für das Infarktrisiko gilt. Damit gehen auch Entzündungsgeschehen zurück, die eine Insulinresistenz begünstigen (siehe Seite ab 38). Nicht zuletzt entspannt Magnesium die Gefäßmuskulatur und wirkt so einem überhöhten Blutdruck entgegen.

Beim oft mit unerwünschtem Fettaufbau verbundenen Diabetes wird der Zusammenhang mit der Magnesiumversorgung besonders deutlich. Bis zu 48 Prozent der Typ-2-Diabetiker haben nachweisbar einen Magnesiummangel. Dabei ist der Blutwert ein Spätalarm, der erst in schwerer Schieflage anspringt.

Epidemiologische Studien haben wiederholt gezeigt, dass Menschen mit geringer Magnesiumaufnahme ein massiv erhöhtes Risiko haben, Diabetes zu entwickeln. Zudem belegen zahlreiche Studien, dass eine Ergänzung mit Magnesiumpräparaten den Glukosestoffwechsel und die Insulinwirkung verbessern.

Forscher sprechen bei Diabetes und Magnesiummangel aber noch von einem weiteren Teufelskreis: Weil es in den Muskelzellen an dem Mineralstoff fehlt, bleiben die Tore für die Glukose verschlossen, weshalb mit immer mehr Insulin versucht wird, den Zucker doch noch in die Zellen zu zwingen. Da das Masthormon massiv die Magnesiumausscheidung über die Nieren fördert, verstärkt sich das Problem noch und die desaströse Stoffwechsellage spitzt sich immer weiter zu. Für eine Fettaufbauphase in Erwartung magerer Zeiten ideal, im Nahrungsüberfluss auf Dauer katastrophal.

Magnesium in der Nahrung am Schwinden

Mit dem Fortschreiten der Industrialisierung von Landwirtschaft und Lebensmittelverarbeitung befindet sich der Gehalt von Magnesium in unseren Nahrungsmitteln im freien Fall. Lag die tägliche Zufuhr in den USA Anfang des 20. Jahrhunderts noch bei 400 bis 500 Milligramm am Tag, waren es rund 100 Jahre später nur noch 200 bis 300 Milligramm. Und das ist noch nicht einmal das ganze Desaster. Die Magnesiumkonzentration in unseren Nahrungsmitteln ist allgemein stark zurückgegangen – genauso wie die Bioverfügbarkeit, also der prozentuale Anteil an Magnesium, der dem Körper zur Verfügung steht: Von dem, was noch enthalten ist, kann nur ein geringerer Teil aufgenommen werden. Es geht also nicht nur um ein relatives Defizit zur Energieaufnahme, sondern auch um einen absoluten Verlust an dem Mineralstoff in unserer Nahrung.

Beim Getreide kommt der durchschlagendste Effekt durch die Produktion von Weiß- statt Vollkornmehl. Magnesium steckt vor allem in der Samenschale und im Keim, die beim Weißmehl beide entfernt werden. Während Vollkornmehl aus Weizen etwa 120 Milligramm Magnesium pro 100 Gramm enthält, sind es bei Weizenweißmehl teils nur noch 20 Milligramm – gerade einmal ein Sechstel der ursprünglichen Menge.

Auch in anderen Nahrungsmittelgruppen ist der Gehalt an Magnesium innerhalb weniger Jahrzehnte dramatisch zurückgegangen: bei Käse um 20 Prozent, bei Fleisch um 15 Prozent. Besonders deutlich ist der Rückgang ausgerechnet bei Obst und Gemüse, unserer wichtigsten Magnesiumquelle. Hier sind es bis zu 30 Prozent. Was erschwerend dazukommt: Der Anteil an pflanzlichen Nahrungsmitteln in unserer Ernährung ist zugunsten von tierischen deutlich zurückgegangen.

Doch woran liegt es, dass der Mineralstoffgehalt im Essen derart abnimmt? In erster Linie sind dafür neue Züchtungen verantwortlich. Während man daran gefeilt hat, immer höhere Erträge zu erzielen, hat man den Mineralstoff- und Vitamingehalt vernachlässigt. Der Siegeszug des Kunstdüngers ist ebenfalls häufig Ursache für eine geringe Magnesiumkonzentration in Feldfrüchten. Der Stickstoff darin heizt zwar das Wachstum stark an, bei gleichzeitig bescheidenem oder sogar zurückgehendem Magnesiumangebot kann dies den Gehalt an dem Verbrauchsenergie-Mineralstoff jedoch ausdünnen. Dies kann sich in einem helleren Grün zeigen. Magnesium ist nämlich ein wichtiger Bestandteil des Chlorophylls. Ist zu wenig von dem Mineralstoff im Boden, können Gräser und Blätter nicht genug von dem grünen Blattfarbstoff bilden.

Die heute oft sehr intensive Düngung mit Kalium verschärft die Magnesiumausdünnung in den Pflanzen ebenfalls: Zwar ist Kalium ein wichtiger Mitspieler des Magnesiums – auch in unserem Energiestoffwechsel. Doch wird gleichzeitig nicht auch Magnesium ausgebracht, kann ein starkes Missverhältnis zwischen den beiden Mineralstoffen entstehen. In schweren Fällen einer solchen Fehlbalance entstehen sehr helle Blätter mit teils strohgelben Flecken. Diesem Effekt kann mit einer Extraportion Magnesium auf dem Feld zwar vorgebeugt werden. Dennoch findet dieser Mineralstoff generell wenig Beachtung in der Mineraliendüngung. Ausgerechnet Mineraldünger senkt somit oft den Magnesiumgehalt in Pflanzen.

Der Magnesiumschwund in den Agrarpflanzen betrifft logischerweise nicht nur unsere Gemüsebeilage auf dem Teller und Kohlenhydratlieferanten wie Kartoffeln, sondern auch die tierischen Produkte. Schließlich wird das Vieh ebenfalls mit den an Magnesium ärmeren Pflanzen gefüttert.

Biologisch angebautes Gemüse ist oft deutlich reicher an Magnesium (überhaupt an Vitalstoffen). Nach einer Untersuchung bringt es Bioware auf ein beachtliches Plus von etwa 29 Prozent. Allerdings sind auch das nur Durchschnittswerte. Eine konventionell angebaute, optimal gedüngte Gurke kann daher trotzdem weit besser sein als eine Ökogurke, die auf von Natur aus magnesiumarmem Boden gewachsen ist.

Magnesiumquelle Vollkorn?

Vollkornprodukte haben im Vergleich zu solchen aus Weißmehl einen deutlich höheren Magnesiumanteil. Vor allem bei Brot, das hierzulande ein Grundnahrungsmittel ist, sollte man daher zur vollwertigen Variante greifen. Zwar lässt sich der Magnesiumbedarf auch so nicht komplett decken, das Defizit ist aber zumindest deutlich geringer.

Einfach ein dunkleres Brot zu kaufen, genügt aber nicht. Mehrkornbrot muss beispielsweise nicht zwingend aus Vollkornmehl gebacken sein, ebenso wenig wie Roggen- oder Graubrot. Nur »echtes« Vollkornbrot muss auch aus vollem Korn gebacken werden. Bei allen anderen helfen Bäcker und vor allem die großen Brotfabriken mit Malz, Karamellsirup oder Zuckerkulör (E 150a) nach, die den Teig und die Kruste dunkler färben. Das soll die Brote vollwertiger erscheinen laasen. Gesundheitliche Vorteile haben diese Zutaten jedoch nicht – im Gegenteil.

Und selbst Vollkornbrot ist nicht gleich Vollkornbrot: Oft sind die wertvollen Inhaltsstoffe nicht verwertbar. Wie bei Früchten und Beeren (siehe Seite 95) hat die Getreidepflanze nämlich kein

GUTES SAUERTEIGBROT

Traditionell hergestelltes Sauerteigbrot hat gegenüber Hefebrot gleich drei Schlankmachvorteile:

- ◇ Die bessere Magnesiumausbeute verbrennt mehr Glukose.
- ◇ Der viel geringere glykämische Index reduziert die Insulinausschüttung.
- ◇ Es enthält nur einen Bruchteil des Mega-Umami-Maststoffs Hefe.

ANTI-MASTSTOFF-TRICK

Zwei einfache Einkaufstipps für einen möglichst hohen Magnesiumgehalt in Gemüse:

- ◇ *Achten Sie bei grünem Gemüse wie Spinat, Mangold oder Grünkohl auf eine möglichst dunkelgrüne Farbe.*
- ◇ *Bevorzugen Sie, wenn möglich, biologisch angebautes Gemüse aus regionalem Anbau.*

Interesse daran, dass wir ihre Samen als Nahrungsquelle verwenden. Wir sollen an möglichst wenige der enthaltenen Mineralstoffe herankommen und so das Vergnügen am Essen verlieren. Dafür hat sich die Pflanze etwas Besonderes »ausgedacht«: Phytate. Diese schwer- bis unlöslichen Stoffe sitzen in Samenschale und Keimling des Getreidekorns. Sie bestehen aus Phosphor, der aber so zusammengeschweißt ist, dass Fraßfeinde ihn nicht aufschließen und für sich nutzen können. Mehr noch: Weil die Phytate auch mit anderen Mineralstoffen wie zum Beispiel Eisen, Zink, Kalzium und Magnesium eine sehr feste Verbindung eingehen, können auch diese nicht aus dem Darm ins Blut aufgenommen werden. Dadurch wird der eigentlich gute Nährstoff zu einem Antinährstoff, der die Mahlzeit zu einem totalen Reinfall macht.

Das durch Phytate erzeugte Magnesiumminus ist beachtlich. Forscher setzten versuchsweise hellem Brot Phytate in Mengen zu, wie sie in Vollkornbrot vorkommen. Daraufhin sank die ohnehin schon geringe Magnesiumausbeute von 32,2 auf 13 Prozent. Auch der Anteil an anderen Mineralstoffen sank deutlich.

Wieder einmal ist Sauerteigbrot die Lösung. Unter langer Teigführung wird der Antinährstoff zuverlässig in einen Nährstoff zurückverwandelt und damit auch das enthaltene Magnesium zugänglich. Die uralte Brotbacktechnik zeigt sich im Vergleich zu Hefebrot erneut als haushoch überlegen. Zahlreiche

Bäcker haben heute wieder solche Sauerteigbrote ohne Extrahefe im Angebot – auch als Vollkornversion. Wer beim Einkauf darauf achtet, kann die Maststofflast entscheidend verringern.

Nüsse

Neben Getreide werden auch andere Samen, vor allem Nüsse, sowie Hülsenfrüchte als Topmagnesiumquellen empfohlen. Auf dem Papier stimmt das auch, im Stoffwechsel jedoch sieht es bisweilen ganz anders aus. Denn Samen, Nüsse und Hülsenfrüchte sind wie Getreide oft besonders reich an Phytaten, die einen dicken Strich durch die Magnesiumrechnung machen. Zudem haben Nüsse noch einen hohen Fettanteil und sind wahre Kalorienbomben. Aufgrund ihres hohen Energiegehalts eignen sie sich daher nicht, das Magnesiumdefizit auszugleichen.

Nussfrüchte sind sogar ein ganz »klassisches« Mastfutter. Wenn im Herbst Eicheln, Kastanien und Bucheckern reif waren, ließ man die Hausschweine in den Wald – zur Mast, damit sie noch mehr Fett zulegten. Ein Mastungsrecht regelte, wer wann seine Schweine durchs Dickicht treiben durfte. Oft wurden noch mühselig mit Stöcken die Eicheln heruntergeschlagen, um über den Umweg übers Tier noch ein paar Tropfen mehr Fett herauszubekommen. Mischwälder aus Eichen und Buchen mit ihren deutlich fetteren Eckern wurden gar als »Schmalzweiden« bezeichnet. Das zeigt, worauf es die Menschen abgesehen hatten: das Fett der Schweine. Da trifft es sich, dass Bucheckern, die zur Hälfte aus Fett bestehen, null Milligramm Magnesium enthalten. Ein ideales Mast-Nährstoff-Missverhältnis.

Schweine für die Schinkenproduktion wurden traditionell im Herbst noch mit Kastanien gefüttert – eine nussige Kohlenhydratmast, denn anders als Eicheln und Bucheckern enthalten Kastanien nur etwa zwischen 0,5 und 2,5 Prozent Fett. Dafür bestehen sie abgesehen vom hohen Wassergehalt fast ausschließlich aus Kohlenhydraten, die Magnesiumausbeute geht ebenfalls gegen null. Gourmets schätzen dieses Mastfinish. Das bedeutet jedoch nicht, dass Nüsse aufgrund ihrer außergewöhnlich großen Mastwirkung generell Stoffwechselhasardeure sind. In den Mengen, in denen wir sie verzehren, sind sie nachweislich sogar besonders gesund. Das Mastprinzip funktioniert nur über große Mengen. Öfter mal eine Handvoll Nüsse ist hingegen eine sehr gute Idee. Nur als Magnesiumquelle, mit der sich ein Defizit an diesem Mineralstoff ausgleichen ließe, sind sie eben nicht geeignet. Dafür braucht es etwas anderes.

Gemüse zum Getreide leitet Energie in den Verbrauch

Im Gegensatz zu Getreide, das, selbst wenn es zu bestem Vollkornsauerteigbrot verarbeitet wurde, nicht genug Magnesium enthält, um die Energie, die in ihm steckt, der Verbrennung zuzuführen, mangelt es Gemüse an Kohlenhydraten, um das in ihnen enthaltene Magnesium optimal nutzen zu können. Während Getreide also energieüberschüssig ist, ist Gemüse magnesiumüberschüssig. Und genau deshalb ergänzen sich beide so gut.

Man braucht keine Nährwerttabellen zu studieren, um ein gutes Glukose-Magnesium-Verhältnis hinzubekommen. Man muss nur einfach die Nahrungsmittel so miteinander kombinieren, wie es Generationen vor uns bei zahlreichen traditionellen Gerichten getan haben. Ob Kohl zu Kartoffeln, Tomatensoße zu Nudeln oder gedünstetes Gemüse zu Reis: Kohlenhydrate wurden fast immer zusammen mit reichlich Gemüse gegessen. Bei so einem Essen switchen wir dann instinktiv hin und her: Hat man ein paar Gabeln Reis gegessen, bekommt man Appetit auf das Gemüse daneben. Nach ein paar Happen davon steuert man zurück zu den Kohlenhydraten … Der Körper weiß ganz genau, dass beides erst in der Kombination ideal für ihn ist. Keine Sorge: Wie bei allen Maststoffen kommt es nicht darauf an, es immer so zu machen – aber eben in den meisten Fällen. Eine gelegentliche Portion Spaghetti Carbonara ist kein Problem.

ANTI-MASTSTOFF-TRICK

Bevorzugen Sie Fleisch von Tieren aus artgerechter Weidehaltung. Unter dauerhafter Getreidefütterung gerät der Stoffwechsel der Tiere nämlich in eine ungesunde Lage. Auch der Mineralstoffgehalt des Fleisches sinkt deutlich. Das Fleisch von mit Gras gefütterten Tieren hat eindeutig eine bessere Magnesiumbilanz.

Kohlenhydratreiche Nahrungsmittel und Gemüse ergänzen sich noch aus einem anderen Grund perfekt: Gemüse ist auch kaliumüberschüssig. Unser Körper wiederum braucht Glukose, um das Kalium gut verwerten zu können. Glukose, Magnesium und Kalium agieren im Körper als Trio – und so sollten sie im Regelfall auch aufgenommen werden, wenn wir es dem Körper und dem Stoffwechsel nicht unnötig schwer machen wollen. Im Dreierpack bewirken sie, dass Nerven- oder Muskelzellen nach einer Aktion wieder mit Energie befüllt werden. Magnesium hilft dabei, das bei der Aktion eingeströmte Natrium, Gegenspieler von Kalium, aus den Zellen zu pumpen. Im Gegenzug wandern Kalium und Glukose in die Zelle.

Dieser von Magnesium »geölte« Austausch, die sogenannte Natrium-Kalium-Pumpe, ist einer der großen Energieverbraucher im Körper. Zugleich garantiert Magnesium so, dass sich die Zellen wirklich erholen. Umso aktiver die Zellen sind, umso mehr Salz (Natrium) in sie hineinströmt, desto mehr Magnesium muss zur Verfügung stehen, damit sie wieder ins Mineralstoffgleichgewicht kommen. Erst so können sie ihren Aktivitätszustand optimal regulieren, ihre Energieversorgung optimieren und ihre Reparaturarbeiten verrichten. Kein Wunder, dass Magnesium auch als Anti-Stress-Mineralstoff bezeichnet wird. Leider wird unter Dauerstress und Lärm viel davon ausgeschieden, sodass es für eine gelingende Erholung noch einmal eine Extraportion braucht – schwer genug in Zeiten von an Magnesium verarmten Nahrungsmitteln.

Salat allein ist auch keine Lösung

Vieles von dem, was wir heute essen, könnte kaum falscher zusammengestellt sein. Wir ernähren uns hauptsächlich von Getreideprodukten, oft noch mit Zuckerzusatz oder scheinbar gesünderen Alternativen wie Honig, ohne dabei genügend Magnesium für eine gesunde Verwertung zu verzehren. Mit Reiswaffeln, Getreideriegeln, Marmeladenbrötchen, Schinkentoasts und Cornflakes sind wir im dick machenden Glukose-Magnesium-Missverhältnis unterwegs. Viel helles Mehl und Vollkornmehl ohne Sauerteigführung verschärfen das Ungleichgewicht zwischen Glukose und Magnesium zusätzlich – und führen somit zu unerwünschtem Fettaufbau.

Einfach die Waagschale für Magnesium und Kalium einseitig zu befüllen, wenn die Glukoseschale jahrelang übermäßig beliefert wurde, bringt jedoch nichts – außer neue Probleme im Hinblick auf Maststoffliebe und Gewichtszunahme. Trotzdem versuchen sehr viele Menschen abzunehmen, indem sie nur noch Gemüse essen. Warum sollte das auch schiefgehen? Gemüse ist schließlich sehr kalorienarm.

POPCORN: GENIAL FATAL

Popcorn ist Kohlenhydrattrockenfutter in Vollendung. Das enthaltene Restwasser verdampft, wenn die Maiskerne explodieren. Die großzügige Zugabe von Salz nimmt den Körperzellen jede Hoffnung auf Schadensbegrenzung im Wasserraub. Das in ihm enthaltene Natrium zieht nicht nur zusätzlich Wasser ins Blut und von den Zellen weg. Es strömt auch vermehrt in die Zellen ein, woraufhin diese noch einmal Wasser abgeben – und auch noch Magnesium verlieren. Die Muskelzellen machen dicht. Das Auffüllen der Fettspeicher läuft so auf Hochtouren.

ANTI-MASTSTOFF-TRICK

Kombinieren Sie Kohlenhydrate möglichst immer mit Gemüse. Die darin enthaltenen Mineralstoffe leiten die Glukoseenergie in die Muskeln statt in die Fettdepots.

Das stimmt zwar. Man macht es dem Körper aber am leichtesten, wenn man ihm Magnesium und Kalium in Verbindung mit Kohlenhydraten zuführt. Dies gilt für Kalium sogar noch mehr als für Magnesium, denn ohne Glukose kommt es nur sehr schwer in die Zellen. Doch genau dort muss es hinein – und zwar zu 97 bis 98 Prozent. Schwimmt es dagegen nur so im Blut herum, wird es zu einer ernsthaften Gefahr, weil es die Regulation der Herztätigkeit stark beeinträchtigt. Es muss daher dringend über den Urin ausgeschieden werden. Und damit ist es für die Zellen für immer verloren.

Der Körper schüttet zudem Insulin nicht nur als Reaktion auf Glukose im Blut aus, sondern auch auf Kalium. Beide sollen schließlich schnell in die Verbraucherzellen, Nerven und Muskeln einströmen und aus dem Blut verschwinden.

Salat und Gemüse ist meist reich an Kalium, enthält im Verhältnis dazu jedoch kaum Kohlenhydrate. Wenn das Insulin also versucht, den steigenden Kaliumspiegel abzusenken, sinkt automatisch auch der Blutzuckerspiegel ab – obwohl der Körper durch eine reine »Veggiemahlzeit« ohnehin schon unzureichend mit Energie versorgt wurde. Hinzu kommt, dass das Insulin ohne Glukose schlechter funktioniert und der Kaliumeinstrom in die Zelle deswegen ins Stocken gerät. Es wird folglich unnütz viel von dem Masthormon ausgeschüttet.

Die Idee, einen Salat zur vollen Mahlzeit mit Kaloriensparеffekt zu erklären, beachtet all diese Stoffwechselzusammenhänge nicht. Mit viel gutem Willen kann man sich so vielleicht vollessen. Satt wird man aber nicht. Der Blutzucker gerät vielmehr in eine noch unsicherere Lage, was wiederum das mastaktive Verlangen nach Süßem programmiert. So endet die große Abnehmeuphorie, die so vorbildlich wie hoffnungsvoll an der Salatbar begann, allzu oft mit dem Griff zum Schokoriegel oder zumindest einer großzügig gezuckerten Tasse Kaffee. Und wer der Versuchung eisern widersteht, muss nach der angeblich gesunden Salatmahlzeit mit steigendem Cortisolspiegel und schlechter Laune rechnen.

Traditionelle Mahlzeiten basieren aus gutem Grund nicht auf Gemüse allein. Mit Brot und Salz kann man jemanden nach einer beschwerlichen Reise zu Hause empfangen, mit Endiviensalat und Selleriesticks nicht. Stärkereiche Lebensmittel können schon eher mal im Solo zur Sättigung verwendet werden.

Die cleverste Anti-Mast-Lösung ist auf jeden Fall das Trio aus Glukose, Magnesium und Kalium. Mit ihnen bekommt der Körper genau die Nährstoffe, die er braucht – und er bekommt sie so, dass er sie auch optimal verwerten kann.

MAGNESIUMQUELLE WASSER

Mineral- und Heilwässer sind ab einem Magnesiumgehalt von 50 Milligramm pro Liter gute Magnesiumquellen, wenn sie etwa 100 Milligramm und mehr pro Liter enthalten, sogar hervorragende. Das liegt auch daran, dass der Körper den Mineralstoff aus Wasser besonders gut aufnehmen kann. Mit einem entsprechenden Wasser lässt sich die Energie-Magnesium-Bilanz neben Gemüse also ebenfalls ins Gleichgewicht bringen.

Sogar das ganz normale Trinkwasser aus der Leitung kann viel Extramagnesium liefern – allerdings nur, sofern es einen höheren Härtegrad hat. Über den jeweiligen Härtegrad des Wassers informiert das örtliche Wasserwerk.

MASTSTOFFTYP N° 5: EIWEISSE & TRANSFETTE

Eiweiße und Fette sind wichtige Nährstoffe und liefern dementsprechend Kalorien. Sie sind aber im Regelfall keine Maststoffe, die den Stoffwechsel in Richtung Energiespeicherung manipulieren und den Appetit steigern. Doch Natur und Mensch sind bekanntlich erfinderisch. Clever kombiniert mästen auch Eiweiße, zumal wenn sie von dick machenden Stoffwechselkommandos begleitet werden, wie dies in Milch der Fall ist. Genauso führte die industrielle Härtung von Pflanzenöl zu festem Fett zu einer Neuschöpfung: künstlichen Transfettsäuren. Weil sie ihren natürlichen »Brüdern« zu gleichen schienen, schenkte man ihnen zunächst kaum Beachtung. Dabei verändert ihre etwas andere »Faltung«, die Transkonfiguration, ihren gesundheitlichen Charakter grundlegend. Das Fast-Food-Fett trägt dadurch offenbar noch extra zum Masteffekt von Pommes frites und Chicken Nuggets bei – als ob der nicht ohnehin schon übermäßig wäre.

MILCH: HOCHWERTIGE NÄHRSTOFFLÖSUNG MIT EXTRA

Für einen Säugling gelten eigene Werte, Babyspeck ist durchaus erwünscht. Daher enthält die für ihn von der Natur vorgesehene Nahrung, Muttermilch, nicht nur Eiweißbaustoffe und Energie, sondern auch mütterliche »Anweisungen«, wie mit diesen zu verfahren ist. Die Botschaft ist in sogenannten Exosomen verpackt. Sie fördern die Einlagerung von Energie und vor allem das Wachstum. Diese Exosomen selbst messen gerade mal

40 bis 120 Nanometer. Sie gelangen, weil sie die Attacke der Verdauungssäfte überleben, in den Blutkreislauf und damit in den Stoffwechsel. Selbst im Gehirn konnten Milchexosomen nachgewiesen werden. Besonders bemerkenswert: Die Wachstumskommandokapseln schaffen offenbar nicht nur den Arten-, sondern selbst den Generationensprung. Werdende Mütter, die Kuhmilch trinken, gebären schwerere Kinder.

Auch Tierversuche haben gezeigt, dass mit Vollmilch gefütterte Mäuse deutlich an Gewicht zulegen, weil sie dadurch mehr Kalorien zu sich nehmen als eigentlich nötig. Forscher vermuten, dass die Milchexosomen die Kommunikation zwischen dem Darm und dem Hungerzentrum im Gehirn, dem Hypothalamus, beeinträchtigen und so den Appetit steigern. Ganz wie es sich für einen Maststoff gehört.

Milch jagt außerdem die Insulinausschüttung in die Höhe – und zwar weit mehr, als sich dies mit dem enthaltenen Milchzucker erklären lässt. Wer Milch zum Essen trinkt, versetzt den Körper somit automatisch in den Mastmodus und die aufgenommenen Kohlenhydrate werden direkt in die Depots geleitet. Spaghetti zum Beispiel haben normalerweise einen vergleichsweise geringen glykämischen Index, weshalb die in ihnen enthaltenen Kohlenhydrate relativ langsam ins Blut gelangen. Wissenschaftler haben allerdings herausgefunden, dass schon ein 200-Milliliter-Glas Milch zu den Nudeln diesen gesundheitlichen Vorteil vernichtet: Sie erhöht die Insulinausschüttung in Reaktion auf die Mahlzeit um mehr als 300 Prozent!

Das Extrainsulin fegt die aufgenommene Glukose aus dem Blut und stellt damit sicher, dass bald mehr Nahrung nachbestellt wird. Die Folge: Hunger entsteht.

Für einen Säugling ist ein derart eingestellter Stoffwechsel durchaus sinnvoll, da so der Löwenanteil der Nahrungsenergie ins Wachstum geht, das von Insulin ebenfalls gefördert wird. Die Verbrauchsenergie wird dann einfach per Zuruf nachbestellt, sobald ihr Level absinkt.

Es ist wirklich eine ziemlich clevere Idee der Natur, mit den Exosomen der Muttermilch in die »Stoffwechselsoftware« des Neugeborenen einzuschreiben, wie dessen Körper mit den enthaltenen Kalorien und Baustoffen umzugehen hat. Sie trimmen alles in dem winzigen Organismus auf Wachstum. Das ist auch von der mütterlichen Biologie her wünschenswert: Die energiezehrende Vollversorgung soll schließlich nicht länger als nötig dauern. Eine Win-win-Situation, gesichert durch die Exosomen.

Seit der Mensch Vieh hält, ist das natürliche Babyfood, das speziell an die Bedürfnisse frisch geborener Säugetiere angepasst ist, allerdings auch für andere Alters- und Gewichtsklassen zugänglich – zumeist in Form von Kuhmilch und inklusive der stoffwechselmanipulierenden Exosomen. Und Pasteurisierung und Kühlschrank erleichtern es noch einmal deutlich, größere Mengen von dem eigentlich instabilen Frischnahrungsmittel zu konsumieren, wenn einem gerade danach ist.

Dabei kann mit Milch, wie eine Studie an achtjährigen Jungen belegt, schon bei kerngesunden Kindern schnell und durchschlagend eine erstaunlich wirksame Umstimmung in Richtung diabetogener Stoffwechsellage erzielt werden. Die Buben sollten zusätzlich zu ihrer normalen Ernährung täglich 1,5 Liter entfettete Milch trinken. Bereits nach sieben Tagen verdoppelten sich die nüchtern erhobenen Insulinwerte. Die Insulinresistenz stieg in ähnlicher Größenordnung. Damit hat Milch allemal das Prädikat »Maststoff« verdient.

Jedoch steht bei Kindern meist die wachstumsfördernde Wirkung im Vordergrund. Alleine schon die enorm erhöhte Insulinausschüttung fördert das Längenwachstum und den Muskelaufbau. Das ist wissenschaftlich nachgewiesen. Eine andere Studie zeigt zudem, dass Kinder, die täglich 200 bis 600 Milliliter Kuhmilch trinken, 30 Prozent höhere Werte des Wachstumsfaktors IGF-1 im Blut haben. Milchkonsum fördert daher selbst bei ansonsten unzureichender Nährstoffversorgung messbar das Längenwachstum von Kindern.

Milchmast für Erwachsene

Bei Kindern mag die Stoffwechselmanipulation sinnvoll oder zumindest noch vertretbar sein, sofern nicht bereits eine Neigung zu Übergewicht besteht. Doch heute trinken auch immer mehr Erwachsene Milch. Damit setzen sie sich entsprechend großen Mengen von »Nano-Trojanern« aus, die Fettaufbau und Wachstum großzügig fördern.

Der stetig wachsende Milchkonsum liegt übrigens nicht nur am Trendgetränk Latte Macchiato. Viele Fachgesellschaften haben jahrzehntelang empfohlen, dass Erwachsene Milch trinken sollten, um ihre Kalziumversorgung zu verbessern und dadurch ihre Knochen zu stärken. Dabei ist diese Empfehlung ohnehin nicht optimal. In gereiftem Käse liegt das Mineral deutlich konzentrierter vor. Zudem vertragen viele Erwachsene den in Frischmilch enthaltenen Milchzucker (Laktose) nicht gut, weil sie das dafür benötigte Verdauungsenzym nicht mehr in ausreichenden Mengen bilden. Letztendlich wäre also schon die Laktoseproblematik – ohne Kenntnis der Milchexosomen – Grund genug, Erwachsene nicht auch noch zu ermutigen, Milch zu trinken. In Käse dagegen ist der Milchzucker bereits ab mittlerem Reifungsstadium fast vollständig abgebaut. Selbst die in Joghurt verbliebenen Laktosemengen werden besser vertragen als das gleiche Quantum Milchzucker aus der Milch.

Fraglos kann umgekehrt nicht einfach behauptet werden, Milch sei für Erwachsene generell unnatürliche Nahrung. Die genetischen Veränderungen, die es vielen Europäern ermöglichen, den Milchzucker auch als Erwachsene aufzuschließen, belegen das Gegenteil. Allerdings ist fraglich, ob im heutigen Maststoffparadies selbst mittlere Mengen der Insulin-, Depotfett- und Wachstumsbombe Milch bei Erwachsenen noch sinnvoll sind. Studien legen nahe, dass Milch mit ihren eingekapselten Stoffwechselkommandos für ausgewachsene Menschen ein erhebliches Mastproblem darstellen kann. Diabetes zumindest, die häufige Folgeerkrankung von jahrzehntelangem Maststoff-

ACHTUNG, HITZEEMPFINDLICH!

Stoffwechselmanipulierende Exosomen aus Milch sind hitzeempfindlich, ihr Anteil sinkt also mit dem Behandlungsgrad. Weil Exosomen jedoch nicht die einzigen für den Masteffekt von Milch verantwortlichen Faktoren sind, löst auch Ultrahocherhitzung nicht alle Probleme. Im Gegenteil: Möglicherweise schafft sie sogar neue, etwa höhere Gehalte an unverdaulicher Laktulose.

Milch			
pasteurisiert	ESL (länger haltbar)	gekocht	UHT (ultrahocherhitzt)
4,1*	0,9*	0,7*	0,3*

* Gehalt am häufigsten Exosom »miR-148a-3p« in Reads x 106 (gerundet)

Quelle: eigene Darstellung in Anl. an Kirchner 2016

überkonsum, kommt bei Menschen mit hohem Milchverzehr nachweislich öfter vor.

Auch das sieht bei fermentierten Milchprodukten völlig anders aus: Nach den Ergebnissen der großen EPIC-Studie senkt der Verzehr von Käse und Joghurt das Risiko für Diabetes deutlich. So wie Sauerteig mit seiner Mikroflora problematische Stoffe aus Vollkorngetreide abbaut, leisten Milchsäurebakterienkulturen diese Vorarbeit bei Milch. Sie bauen nämlich nicht nur den Milchzucker ab, sondern auch die problematischen Exosomen. Die übliche Behandlung von Frischmilch durch Pasteurisation schafft das leider nicht. Ein weiterer Grund für Erwach-

ANTI-MASTSTOFF-TRICK

Erwachsene und Kinder mit Übergewichtsproblemen sollten ihren Milchkonsum deutlich einschränken und Käse bevorzugen.

sene, Käse Milch vorzuziehen. Abgesehen davon bleibt offen, ob durch die Maststoffe auch bösartiges Wachstum von Zellen gefördert wird – eine Frage, die mit dem Älterwerden zunehmend an Bedeutung gewinnt. Auch hierfür gibt es bei Milch ernst zu nehmende Hinweise.

EIWEISS MIT MAST- UND MUSKELOPTION

Milch ist, neben anderen Quellen, auch einer der Lieferanten von Leucin, Isoleucin und Valin. Diese verzweigtkettigen Aminosäuren (im Englischen Branch-chained Amino Acids oder kurz: BCAAs) sind lebensnotwendig, und weil unser Körper sie nicht selbst herstellen kann, müssen wir sie ihm über die Nahrung zuführen. Doch wie so oft kommt es dabei auf das Maß und das Verhältnis zueinander an.

BCAAs sind wichtige Bausteine für die Muskulatur. Insbesondere Leucin, das außer in Milch auch noch in Getreide reichlich enthalten ist, fördert den Muskelaufbau. Größere Mengen davon in der Nahrung wirken wie ein selbstständiger Wachstumsfaktor für Muskeln. Zugleich fördert Leucin aber auch stark die Ausschüttung von Insulin, weil dieses eben neben der Glukose auch die wichtigsten Aufbaustoffe in die Muskelzellen strömen lässt. Leucin bestellt bei der Bauchspeicheldrüse also sozusagen seinen eigenen Lift zum Bestimmungsort. Dass Insulin selbst noch einmal Wachstumsprozesse anheizt, ist ihm egal.

Ein weiterer Nebeneffekt ist dagegen durchaus gewünscht: Das viele Insulin lässt den Blutzuckerspiegel bald wieder absinken und den Hunger zurückkehren. Auf diese Weise kann viel

Nahrungsenergie in Muskelwachstum investiert werden. An sich ist das ein ausgeklügeltes Konzept, in unserem Maststoffparadies jedoch auch eins mit schwerwiegenden Folgen …

Es ist wohl wieder kein Zufall, dass Milch als Säuglingsnahrung, die schnelles Wachstum ermöglichen soll, besonders einseitig mit BCAAs vollgepackt ist. Auch für Athleten sind BCAAs und vor allem das Leucin eine tolle Sache. Proteinpulver für Bodybuilder und Sportler sind daher meist reich daran. Schon die Gladiatoren im alten Rom haben unwissentlich für den Muskelaufbau auf den Trick mit den verzweigtkettigen Aminosäuren gesetzt. Ihre Ernährung, aus heutiger Sicht wenig spektakulär, bestand größtenteils aus Getreide und Hülsenfrüchten, waren also äußerst reich an BCAAs.

Doch fehlt der Belastungsreiz, fehlen Sport oder zumindest viel Bewegung, wächst unter der vielen Muskelnahrung etwas ganz anderes: die Fettzellen. Die Leber versucht die BCAA-Massen abzubauen und produziert dabei ohnehin nicht benötigte Energie. Auch die schon belasteten Mitochondrien geraten damit noch einmal mehr in Bedrängnis.

BCAA EXTREM

Käse enthält nicht nur weniger Laktose als Milch und kaum noch Exosomen. Bei der Herstellung trennt sich vom Käsebruch auch Molke ab – und mit ihr der milchtypische BCAA-Überschuss. Während Käse also BCAA-arm ist, ist Molke ein extremer Maststoff. Als solcher kommt sie nicht nur in der Tiermast oder in Pulverform für Bodybilder zum Einsatz, sondern – vom Konsumenten unbemerkt – auch als preiswerte Zutat in »normalen« Nahrungsmitteln. Werfen Sie nur einmal einen Blick aufs Etikett von Müsliriegeln, Gebäck oder Milchprodukten.

Für Erwachsene wandelt die Unwucht in der Aminosäurekomposition die lebensnotwendigen Nährstoffe demnach schnell in ein bedeutendes Mastmittel – wohlgemerkt nur über das Missverhältnis. Dann klettern mit dem Anstieg der BCAAs im Blut auch die Insulinresistenz und das Risiko für Diabetes nach oben. Vor allem aber verursachen die ungenutzten BCAAs eins: enthemmte Esslust.

Anessen gegen das Stimmungstief

BCAAs sind Gegenspieler der Aminosäure Tryptophan, des Ausgangsstoffs fürs »Glückshormon« Serotonin, und konkurrieren mit ihm um die Aufnahme ins Gehirn. Es reicht schon, im Verhältnis zu Tryptophan übermäßig viele BCAAs zu essen, damit trotz einer im Prinzip ausreichenden Tryptophanzufuhr ein Mangel an Serotonin entsteht – und damit nimmt die seelische Ausgeglichenheit ab und die Stimmung sinkt. Dadurch wiederum steigt die Nachfrage nach Kohlenhydraten. Sie sollen die Insulinausschüttung hochpeitschen, um endlich auch die stimmungstötenden Mengen an BCAAs aus dem Blut in die Muskelzellen zu treiben.

Das Bemerkenswerte ist, dass dieses Programm selbst bei passablem Blutzuckerspiegel anläuft. Es geht hier nämlich nicht um Energieversorgung, sondern um Seelennot. Daher wird alles getan, um das Serotonin und damit das Befinden wieder hochzutricksen. Dass damit gleich schon die nächste Ess- sowie die darauffolgende Hungerrunde eingeläutet wird, Blutzuckerachterbahn, Kohlenhydrat- und Insulinflut ins Rollen kommen und der Mastturbo aufjault: egal!

Der Masteffekt der BCAAs beruht also in erster Linie auf der durch sie ausgelösten Essenthemmung. Für einen saisonalen Fettaufbau in Aussicht auf magere Wintermonate ideal, heute aber eben nicht mehr zeitgemäß. Darin unterscheiden sich die Appetitmach-Aminosäuren nicht von anderen Maststoffen.

Nährstoff- und Vitaminkiller

Leucin sorgt nicht nur für schlechte Laune, indem es das Tryptophan an der Blut-Hirn-Schranke verdrängt. Es raubt dem Organismus diese Aminosäure sogar direkt, indem es den Stimmungsstoff bis zur Unbrauchbarkeit demoliert. Als wäre das nicht schon schlimm genug, fehlt Tryptophan dadurch auch für die körpereigene Produktion des B-Vitamins Niacin. Leucin gilt daher in der Medizin sogar als Mitverursacher der Niacinmangelerkrankung Pellagra mit Durchfall, Hautentzündung und Demenz.

So weit muss es aber gar nicht kommen. Schon eine leichte Verringerung von Niacin wirkt seinerseits mastaktiv, weil der Verbrauchsstoffwechsel nicht mehr möglich ist. Niacin ist nämlich unersetzlich für die Energiegewinnung mit Sauerstoff und die Herstellung des Zellsprits ATP. Mangelt es an Niacin, wandert die unbrennbare Energie in die Depots. Darüber hinaus kollabiert bei Niacinraub die Abwehr von freien Radikalen in den Zellen. Auch das leitet noch einmal Energie vom Verbrauch in die Speicherung um.

Umso wichtiger ist es, dem Körper über die Nahrung immer genug Niacin zuzuführen. Gute Quellen sind beispielsweise Pilze, Fleisch und Seefisch. Bei Letzteren ist zudem das Verhältnis von Tryptophan gegenüber den BCAAs und anderen Stimmungskonkurrenten meist gut.

Hingegen sind viele Getreide, die an sich viel Niacin enthalten, auch extrem reich an Leucin. Ein ähnliches Missverhältnis liefert Milch. Daher ebenfalls problematisch: Müsli, denn Getreide und Milch sind beide BCAA-lastig und einseitig in ihrer Aminosäurenzusammensetzung. Das kann den Appetit steigern.

Auch bei Hülsenfrüchten, oft als hochwertigeres Pflanzeneiweiß gelobt, überschattet das viele Leucin den Niacingehalt. Soja ist sogar eines der Nahrungsmittel mit der höchsten Leucinmenge überhaupt. Nicht umsonst ist Tofu, ein Sojaprodukt, wichtiger Bestandteil des Sumoringereintopfs Chankonabe (siehe Seite 67). Er liefert die Extraportion Spezialeiweiß für Muskelaufbau inklusive Masteffekt. Wer also von Kuh- auf Sojamilch umsteigt, hat, zumindest was diesen Teil des Mastproblems angeht, nichts gewonnen.

Im Hinblick auf BCAAs ist es also nicht nur sinnvoll, das Bohnengericht Chili »con Carne«, also »mit Fleisch«, zu ergänzen. Genauso komplettieren eine Scheibe Roastbeef oder Räucherlachs das Sauerteigbrot mit Butter – am besten noch mit einem dunkelgrünen Salatblatt. Allerdings ist auch Fleisch heute nicht mehr das, was es einmal war. Durch die moderne Turbomast mithilfe von Getreide enthält es ebenfalls deutlich mehr BCAAs als früher. Noch so eine Veränderung in unserem Nahrungsangebot, die zur Übergewichtsepidemie beitragen könnte. Nach einer Scheibe Roastbeef vom Weiderind fühlt man sich daher nicht nur aus Gründen des Tierwohls besser.

GEFÄHRLICHE TRANSFETTSÄUREN

Fett befüllt, in größeren Mengen genossen, die Energiedepots hochwirksam. Das liegt zum einen daran, dass sein Brennwert doppelt so hoch ist wie der von Kohlenhydraten und Eiweißen. Zum anderen muss der Körper gar nicht erst über Bande spielen: Mit überschüssigem Fett kann er ohne Insulinresistenz und somit ohne schwere Begleitschäden durch ungesunde Stoffwechselmanipulatoren Reserven aufbauen. Gutes Nahrungsfett ist also, sofern man zunehmen möchte, ein gesünderer Dickmacher als die übliche Kohlenhydrat-Maststoff-Kombination.

Allerdings ist es gar nicht so einfach, allein mit Fett fett zu werden: Die massive Appetitsteigerung bleibt aus, die normale Sättigung wird nicht ausgehebelt. Für einen schnellen, saisonalen Fettaufbau zur Vorbereitung auf magere Zeiten sind Schmalz, Butter oder Olivenöl auf sich alleine gestellt daher nur eingeschränkt effektiv. Aus gutem Grund tragen wir das alternative diabetogene Bioprogramm in uns, das wir mit Maststoffen aus seinem Schlummer wecken können, um bei Bedarf schnell Extrapfunde aufzubauen. Es gibt zwar Hinweise, dass eine sehr fettreiche Ernährung beim Menschen ebenfalls eine Insulinresistenz fördern kann. Jenseits des Risikos einer kalorischen Überfüllung ist eine Maststoffwirkung aus dieser Nährstoffkategorie aber eher nicht zu befürchten. Viele fettreiche Testdiäten basieren vielmehr auf Speisen in Cafeteriaqualität (siehe ab Seite 45), in denen noch weit mehr nicht stimmt als nur der Fettgehalt.

Etwas anderes ist es mit den Transfettsäuren, wie man sie zum Beispiel in Pommes und Fertiggebäck findet. Sie sind fraglos Stoffwechselvandalen, wenn auch in geringerem Maße dick machend als die anderen Maststoffe. So konnten Studien bei Menschen selbst bei höherem Transfettverzehr keinen Zusammenhang mit Diabetes oder einer gestörten Glukoseverwertung finden. Entwarnung bedeutet das jedoch noch nicht. Es gibt auch ein Experiment, das die Maststoffwirkung von Transfetten nahelegt: Forscher haben so viele Transfette in das Futter von Affen gemischt, bis diese acht Prozent ihrer Nahrungskalorien damit bestritten. Nach sechs Jahren ließ sich nicht nur eine schlechtere Glukoseverwertung nachweisen, die Tiere hatten auch mehr Körperfett zugelegt (vor allem 30 Prozent mehr Bauchfett) als Artgenossen, die zwar genauso viel Fett gefüttert bekamen, jedoch nicht das künstlich gekrümmte Industriefett.

Die Untersuchungen zur Maststoffwirkung von Transfetten sind also aktuell widersprüchlich. Doch selbst wenn Transfette Übergewicht nicht fördern sollten, sind sie dennoch gesundheitsschädlich. So ist beispielsweise ihre katastrophale Wirkung auf die Blutgefäße längst nachgewiesen: Jede zwei Prozent mehr Transfettsäuren an den Gesamtkalorien eines Nahrungsmittels verdoppeln nahezu das Risiko für eine koronare Herzkrankheit. Erschreckend, wenn man bedenkt, dass Menschen, die gerne und oft Fast Food verspeisen, durchaus einen zehnprozentigen Anteil erreichen können.

Schon mit einer Portion Pommes kann man, wenn man Pech hat, zehn Gramm von dem gefährlichen Industriefett zu sich nehmen. Auch Gebäck wie Kekse und Kuchen wird immer noch häufig mit belasteten teilgehärteten Fetten produziert. In Frittierfetten, Kartoffelchips, Zwieback, Blätterteig, Crackern, Müsliriegeln, Waffeln, Instantsoßen, Trockensuppen, Frühstücksflocken sind ebenfalls teilweise erhöhte Gehalte an Transfetten nachgewiesen worden. Das sind jedoch ohnehin maststoffreiche Produkte, die nicht nur wegen des Transfettgehalts reduziert werden sollten.

Margarine übrigens, die viele Jahre als Transfettlieferant Nummer eins galt, weil ein Transfettgehalt von bis zu 30 Prozent durchaus üblich war, hat ihren Schrecken verloren. Heute liegt der Transfettgehalt bei unter zwei Prozent.

WAS GENAU SIND TRANSFETTE?

Transfette entstehen bei der teilweisen Härtung pflanzlicher Öle, die dadurch streichfähiger und besser erhitzbar werden sollen. Sie können sich aber auch beim Kochen bilden, wenn Öle zu stark oder mehrmals erhitzt werden. Man findet sie vor allem in …

- Frittier- und Bratfetten
- Fertigprodukten (z. B. Tiefkühlpizza, Burger)
- frittierten Kartoffelprodukten (z. B. Pommes Frites, Kroketten)
- Backwaren (z. B. Croissants, Kekse, Donuts)
- Süßwaren und Snacks (z. B. Müsliriegel, Chips)

MASTSTOFFTYP N° 6: AGEs

Obwohl Insulinresistenz immer mehr Menschen betrifft, sind ihre Ursachen noch lange nicht ausreichend geklärt. Eines aber ist bereits sicher: Entzündliche Prozesse haben einen wesentlichen Anteil daran. Sie torpedieren die Wirkung des Hormons an den Muskelzellen und jagen dadurch Blutzucker, Insulinausschüttung und Fettaufbau nach oben. Welche Entzündungsakteure genau beteiligt sind, weiß man nicht, immerhin aber doch so viel, dass beispielsweise bei erhöhten Werten des Entzündungsstoffs Tumornekrosefaktor-a nachweislich die Insulinresistenz steigt.

Was wäre, wenn diese insulinresistent machende Entzündung vor allem von Stoffen aus der Nahrung käme? Und was wäre, wenn diese Entzündungsantreiber sich sogar noch mit einfachen Mitteln reduzieren ließen und damit das entzündliche Geschehen dramatisch zurückgefahren werden könnte? Nun, genau dies ist der Fall. Wir haben heute nämlich tatsächlich enorm viele Entzündungsantreiber auf dem Teller. Sie heißen, stofflich betrachtet, Advanced Glycation Endproducts. Zu Deutsch: glykierte Reaktionsprodukte oder einfach kurz und knapp: AGEs. Die Forschungsergebnisse zu ihnen sind nicht weniger als revolutionär – und dennoch kaum bekannt.

HITZIGE BRÄUNUNGSREAKTION

AGEs sind unheilvolle Endprodukte, die bei der Fusion von Zuckern mit Eiweißen oder auch Fetten entstehen – ohne das Mitwirken oder gar die Kontrolle von Enzymen. Die Reaktionspartner zerstören erst sich selbst und in veränderter Form anschließend oft auch noch andere gesunde Substanzen. Dadurch richten sie im Körper viel Schaden an.

Eine perfekte Brutstätte für AGEs ist beispielsweise rohes Hühnereiweiß, das mit Zucker verrührt wird. Hier wird das Fortschreiten der AGE-Bildung ohne Elektronenmikroskop oder andere technische Hilfsmittel sogar fürs Auge sichtbar: Lässt man das Gemisch einige Tage stehen, bildet sich ein gelber Stich, der mit der Zeit immer dunkler wird und sich zunehmend braun färbt.

Das Tempo der AGE-Bildung wird entscheidend von der Temperatur beeinflusst. Ein Bräunungsergebnis, das bei 20 Grad erst nach vier Wochen erreicht ist, entsteht bei 100 Grad schon in drei Stunden. Bei 150 Grad dauert es gerade einmal fünf Minuten. Für Nahrungs-AGEs bedeutet das, dass allein die scheinbar unbedeutende Wahl zwischen Kochtechniken ein enormes Plus an Entzündungsstoffen bedeuten kann. Das lässt erahnen, in welchen Dimensionen man mit Bratpfanne und Backofen »operieren« kann – wenn man es darauf anlegt.

AGEs sind übrigens nicht alles, was bei hoher Hitze im Röstprozess entsteht. Auch das bekanntere Acrylamid bildet sich dabei. Dieses kann übrigens, wenn es anschließend mit Aminosäuren reagiert, ebenfalls zu einem AGE werden.

AGE-BILDUNG

Die Temperatur bestimmt das Tempo der AGE-Bildung. Das gleiche Bräunungsergebnis braucht bei …

◇ 20 Grad: 4 Wochen

◇ 100 Grad: 3 Stunden

◇ 150 Grad: 5 Minuten

Schon vor längerer Zeit haben Forscher auch im menschlichen Organismus AGEs nachgewiesen, wo sie sich mit dem Älterwerden zusehends in den Geweben sammeln. Wie in der Pfanne findet auch hier ein Durchbräunen statt: Während Gelenkknorpel von Kindern noch fast weiß sind, haben sie im hohen Alter nicht selten einen richtigen Karamellton.

Besonders hohe Werte haben Diabetiker – auch das ist bereits lange bekannt. Zusehends verdichten sich sogar die Belege, dass die AGEs an den gefürchteten Spätfolgen des Diabetes, etwa den schweren Gefäßschäden, einen viel höheren Anteil haben als der hohe Blutzucker. Die erhöhte innere Bräunungsreaktion lässt sich mit dem Langzeitblutzucker HbA1c messen. Er zeigt an, wie viel Blutzucker mit dem eiweißhaltigen Blutfarbstoff Hämoglobin reagiert hat. Umso höher der Blutzucker im Schnitt über die letzten drei Monate war, desto mehr solcher Fusionen lassen sich feststellen.

Wie viel Entzündung hätten Sie gerne?

Lange wurden die zwei AGE-Welten getrennt voneinander betrachtet: Das, was auf dem Teller lag – das Spiegelei mit »Altgoldkante« etwa, das durchgebräunte Schnitzel oder der knusprige Pizzakäse –, hatte nichts mit denjenigen AGEs zu tun, die im Körper von älteren Menschen und Diabeteskranken vorgefunden wurden. Man nahm an, dass die innerorganischen Entzündungsstoffe dem überhöhten Blutzucker oder anderen Stoffwechselstörungen geschuldet waren, nicht dem hitzigen Verschmelzen in der Pfanne. Die Nahrungs-AGEs, so dachten Forscher, würden im Verdauungstrakt nicht aufgenommen und daher auch nicht in den Blutkreislauf gelangen. Falsch gedacht!

Im gleichen Forschungslabor in New York an der Rockefeller-Universität, in dem der Langzeitblutzucker HbA1c entdeckt und seine Messung entwickelt wurde, konnten die Wissenschaftler nämlich nachweisen, dass die AGEs aus der Nahrung sehr wohl im Darm aufgenommen werden und so in den Stoffwechsel gelangen. Mehr noch: Das Forscherteam um Helen Vlassara, das seit vielen Jahren AGEs »jagt«, konnte eindeutig zeigen, dass diese gigantischen Entzündungsantreiber sogar größtenteils von den Speisen auf unseren Tellern stammen. Die messbare Entzündungsaktivität im Körper geht parallel mit der Menge der AGEs in der Nahrung nach oben. Entzündung kann man also essen – und wir tun dies heute in zuvor ungekannten Mengen.

Folglich kann man Insulinresistenz nicht nur über Tortenschlachten heraufbeschwören. Eine Studie belegt: Wer eine Ernährungsweise vollgepackt mit AGEs bevorzugt, hat mit hoher Wahrscheinlichkeit eine Insulinresistenz. Die gewichtsaufbauende Stoffwechselmanipulation ist also auch bei Chicken Nuggets oder panierter Scholle aus der Pfanne garantiert. Im Tierversuch zumindest funktioniert eine High-AGE-Diät beeindruckend gut. Sie erzeugt schnell Insulinresistenz, vervielfacht Insulinspiegel und Diabetes – und hat noch etliche andere negative Auswirkungen auf die Gesundheit.

Was aber um Längen bedeutender ist als diese Schreckensnachricht: Verringert man AGEs in der Ernährung, wird es erstaunlich schnell besser. In einer Studie reichte es schon, wenn die Teilnehmer ihre Kochmethoden so umstellten, dass deutlich weniger AGEs entstanden. Schon mit dieser einfachen Maßnahme sanken die AGEs im Blut und die Entzündungswerte wieder auf normales Niveau – innerhalb von vier Monaten!

Ebenfalls innerhalb von vier Monaten gelang es in einer weiteren Studie, die Insulinresistenz bei Menschen mit Diabetes bedeutend zurückzufahren. Bei Menschen mit starkem Übergewicht und Adipositas normalisierten sich unter einer AGE-armen Ernährung die Insulinspiegel innerhalb eines Jahres nahezu. Ein willkommener Nebeneffekt: Viele Studienteilnehmer nahmen zwischen 3 und 4,5 Kilogramm ab – ohne irgendwie auf Kalorien zu achten. Auch das zeigt: AGEs sind Maststoffe der Superlative.

Anti-AGEing: leicht und hochwirksam

Wer sich um seine Figur wenig Sorgen macht, sorgt sich vielleicht ums innere und äußere Altern. Auch dann sind AGEs ein Thema, denn sie sind neben der Faltenbildung auch an Altersflecken und Linsentrübung maßgeblich beteiligt.

Für unsere Gesundheit meist noch viel entscheidender: Übermengen AGEs haben eine verheerende Wirkung auf die Blutgefäße. Und auch das Gehirn ist von den zerstörerischen Aktivitäten der AGE-Bräunungsstoffe betroffen. AGEs verschmelzen die Beta-Amyloide, die die Nervenzellen bei Überaktivierung zu ihrem eigenen Schutz herstellen, zu Plaques. Diese schädigen dann ihrerseits die Nerven. In einer Studie an älteren Personen verschlechterte sich das Gedächtnis innerhalb von fünf Jahren nur bei jenen, die eine AGE-reiche Ernährungsweise hatten. Eine massive Ansammlung von Plaques findet sich in den Gehirnen von Menschen mit Alzheimer.

In Tierversuchen ließen sich mit AGE-armer Ernährung Lebens- und Gesundheitsspanne ähnlich verlängern wie bei den

HEIMLICHE ENTZÜNDUNGSHERDE

Das Bild, das wir von degenerativen Alterserkrankungen haben, hat sich in den letzten Jahren grundlegend gewandelt. Immer mehr gelten Entzündungsprozesse als treibender Faktor von Funktionsfehlern im Organismus. Das Gefährliche an ihnen: Weil wir anders als bei einer Verletzung, einem Wespenstich oder einer Halsinfektion nichts von ihnen spüren, glimmen sie oft jahrzehntelang lautlos vor sich hin – und richten dabei zum Teil immensen Schaden an. Ob Herz-Kreislauf-Erkrankungen, Arthrose oder Demenz, ja sogar fürs Altern selbst sind die entzündlichen Prozesse in unserem Inneren verantwortlich.

deutlich bekannteren Experimenten mit scharf kalorienreduzierter Kost. Deren die Lebenserwartung verlängernde Wirkung soll, so interpretieren es viele Forscher, auf der starken Verringerung bei oxidativem Stress und Entzündungsaktivität beruhen. Dasselbe lässt sich auch mit AGE-armer Ernährung und Zubereitung erzielen – nur ohne Hungern und Kalorienzählen. Dafür aber mit guter Laune.

KLEBRIGER ENTZÜNDUNGSSTOFF

Die verheerende Wirkung von AGEs in Hochdosis erscheint zunächst vielleicht überraschend. Doch mit einem genaueren Blick darauf, was diese aus Körpersicht ohnehin unerwünschte Verschmelzung von Eiweiß beziehungsweise Fett und Zucker im Stoffwechsel alles anstellt, wird es schnell nachvollziehbar.

Es beginnt schon damit, dass AGEs große Trigger eines entwicklungsgeschichtlich uralten Entzündungsstoffs im Körper sind, dem Nuclear Factor kappa B, kurz NF-kB. Schon der Name klingt bedrohlich. Und tatsächlich agiert der körpereigene Entzündungsförderer wie eine Tsunamiwelle, die alles mit sich reißt. Gäbe es unter den körpereigenen Entzündungsvermittlern einen Wettbewerb um den Titel als Supervorantreiber im Inflammaging, dem sogenannten Entzündungsaltern, hätte NF-kB beste Chancen auf den Sieg. Vor einigen Jahren zum Beispiel wurde die Öffentlichkeit mit Fotos aufgeschreckt, die die unfassbare Alterung innerhalb weniger Jahre durch den Konsum einer illegalen Droge zeigten. Als Antreiber dieser Turboalterung im Stoffwechsel stellte sich NF-kB heraus.

Ein zweiter Grund, weshalb sich AGEs als gefährliche Entzündungsbooster herausstellen: Sie docken an der NADPH-Oxidase an. Dieser Enzymkomplex sitzt auf den körpereigenen Abwehrzellen und schnurrt normalerweise im Schlummermodus vor sich hin. Wird er jedoch durch AGEs oder andere Trigger aktiviert, bricht eine Entzündungshölle los. Die Immunzellen bilden dann Unmengen an freien Radikalen. Eine Abwehrmaßnahme, die eigentlich Bakterien und Viren zerstören soll, dabei aber stets auch viel gesundes Gewebe mit in den Abgrund reißt. Eine Aktivierung durch AGEs bedeutet somit viel selbst produzierten oxidativen Stress und viel zusätzliches Entzündungsaltern, vor allem an den Blutgefäßen. Und über diese Wege zu erhöhter Entzündungsaktivität lässt sich auch reichlich Insulinresistenz und Gewicht aufbauen.

Dabei sind AGEs selbst schon wirkmächtige Oxidantien und heizen auch ohne an Schaltstellen anzudocken von alleine Entzündungs- und Alterungsprozesse an. Nach einem AGE-reichen Menü können die Röststoffe wichtige Antioxidantienressourcen des Körpers wie die Superoxid-Dismutase (SOD) und Glutathion (GSH) mühelos kurzfristig überwältigen und so das Abwehrbollwerk gegen irrlichternde Moleküle überrennen. Der Körper bleibt schutzlos zurück. Denn wie es sich für Oxidantien gehört, reagieren die AGEs mit allen möglichen Körpersubstanzen und schädigen diese dabei. Ihre »Lieblingsopfer« sind dabei Strukturen, die sich außerhalb der Zellen befinden, allen voran Collagen. Sie kletten sich an die Fasern des Bindegewebes, zerzausen sie und kleben sie dann falsch wieder zusammen. Dadurch verliert das Bindegewebe an Spannkraft und Elastizität.

AGEs UND GLUTAMAT

AGEs beschädigen die Blut-Hirn-Schranke, die den Stoffaustausch im zentralen Nervensystem kontrolliert. Dadurch kann auch der Umami-Maststoff Glutamat direkt ins Gehirn gelangen und dort seinerseits die Nachfrage nach weiteren Kalorien steigern (siehe auch Seite 75).

Die im Bindegewebe eingefilzten AGEs locken zudem noch Immunzellen herbei. Die weißen Blutkörperchen erkennen mit ihren Rezeptoren die AGEs, behandeln sie wie Eindringlinge und verursachen dadurch an Ort und Stelle ein entsprechendes Entzündungsfeuerwerk. Das trägt noch weiter zu massiven Schäden am Bindegewebe bei. Die sichtbaren Folgen sind Hautalterung und Faltenbildung.

Wen solcherlei ästhetische Folgen von Schnitzelkonsum, Fischstäbchenliebe und Pommeskult noch nicht beunruhigen, sollte bedenken, dass auch die Blutgefäße von Bindegewebe ummantelt sind. Fehlt es diesem an Elastizität, kann der Blutdruck steigen. Zudem kann die Ummantelung schwach und brüchig werden und es können Aussackungen, schlimmstenfalls gefährliche Blutungen entstehen.

AGEs VERSIEGELN KÖRPERFETTRESERVEN

Es gibt eine weitere stumme Mastwirkung, die AGEs zum Feind jedes Abnehmversuchs machen: Sie sind die gnadenlosen Schlüsselwärter am körpereigenen Fettverlies, weil sogar Fettzellen Rezeptoren für die aggressiven Stoffe haben. In dem Moment, in dem AGEs an ihnen andocken, versiegeln sie die in der Fettzelle gespeicherten Energiereserven. Auch wenn die Nahrungszufuhr stark eingeschränkt wird, bleiben die Kalorien weggeschlossen. Tierversuche haben gezeigt, dass daran selbst eisige Temperaturen nichts ändern, obwohl Kälte normalerweise ein starker Reiz ist, massiv Energie zu verbrennen – vor allem im braunen Fettgewebe. Haben die AGEs die Fettreserven also erst einmal verriegelt, ist es besonders schwer abzunehmen. Sie öffnen sich dann nämlich wirklich nur noch in allerschlimmsten Notzeiten.

Als wäre der Fettabbauboykott durch die AGEs noch nicht genug, verringert eine AGE-reiche Ernährung auch noch stark ein körpereigenes Anti-Aging-Enzym: SIRT1. Dieses ist

POMMES UND ORANGENHAUT

AGEs sind große Celluliteantreiber, weil sie …

- ◇ Fett aufbauen und es dann in den körpereigenen Depots einsperren.
- ◇ das Bindegewebe zerlegen und verkleben.
- ◇ schleichende Entzündungen vorantreiben.

ebenfalls entscheidend daran beteiligt, Fett aus der Problemzone im Bauch in Richtung Leber zu transportieren, damit es anschließend verbrannt werden kann.

Wissenschaftler vermuten, dass im Körper in starken Stresssituationen vermehrt AGEs entstehen, um eine eiserne Reserve für erwartete schwere Zeiten beiseitezuschaffen. Als die Natur diesen AGE-Rezeptor bei höheren Säugetieren einrichtete, ahnte sie wohl nicht, mit welcher Meisterschaft wir unsere Nahrung einmal mit AGEs aufladen würden. Genau diese exklusive handwerkliche Raffinesse bei der Nahrungszubereitung hat nämlich wesentlichen Anteil daran, dass der Mensch als wohl einzige Spezies mit massivem Übergewicht zu kämpfen hat. Die AGEs in unserer Nahrung sind einfach ein außergewöhnlich guter Fettaufbauvermittler.

FAST FOOD: ERFOLG DANK AGEs

Auch der Siegeszug von Fast Food lässt sich ohne das Wissen um die AGEs nicht wirklich verstehen – sowohl was die rätselhafte Verführungskraft der geschmacklich und qualitativ an sich oft minderwertigen Produkte angeht als auch die durch sie bedingte kompromisslose Umstimmung des Stoffwechsels in den Mastmodus. Fraglos sind schon etliche Maststoffeffekte in Pommes mit Ketchup und Limonade vereint: etwa das Glutamat, isolierte Glukose und Fruktose. Den gewissen Kick jedoch geben erst die AGEs. Denn ohne Röstaroma kämen die Kartoffelstreifen nicht derart sensationell an. Pellkartoffeln mag man vielleicht, Pommes aber liebt man – und nur sie sind nach Studien große Dickmacher.

Das ist auf den ersten Blick verwunderlich, da ja auch Pellkartoffeln oft mit Salz und Fett genossen werden. Betrachtet man die reinen Nährwerte, bleibt die unterschiedliche Wirkung also erst mal ein Rätsel. AGEs können jedoch wahre Appetitwunder vollbringen. Nicht nur in Pommes. So können zum Beispiel Fischstäbchen oft auch diejenigen Kinder begeistern, die Fisch sonst strikt verschmähen. An der Qualität des für sie verwendeten Fisches kann das nicht liegen, denn die ist gemeinhin

HÄHNCHEN VIERMAL ANDERS

Hähnchenfleisch: Zubereitungsweise und AGE-Gehalt pro Portion (125 g)

Zubereitungsform	AGE-Gehalt in Kiloeinheiten
Geschmort mit Zitrone/ Wein (Säure)	850
Gekocht	1400
Gegrillt	7300
Paniert und frittiert	10 800

Quelle: in Anl. an Uribarri 2010, Vlassara 2011

eher dürftig. Das Geheimnis steckt in der goldgelben Hülle: Mit der Panade – ordentlich Kohlenhydrate, in Pfannenfett knusprig gebraten – werden Unmengen an AGE-Reaktionsmaterial zu den Fischproteinen geliefert.

Panade hat es überhaupt in sich: Während beispielsweise geschmorte Hähnchenkeule unter 1000 Kiloeinheiten AGEs pro 125-Gramm-Portion enthält, sind es bei Chicken Nuggets über 10 000. Die panierten und frittierten Hähnchenhäppchen toppen damit noch einmal deutlich das Grillhähnchen, das bei gut 7000 Kiloeinheiten pro Portion rangiert.

Weil es irgendwie so unheimlich verführerisch schmeckt, ist es kein Wunder, dass viele Angebote in Fast-Food-Restaurants paniert sind. Ganz abgesehen vom ökonomischen Nebeneffekt. Schließlich lässt sich so nicht nur hervorragend mindere Qualität zu höheren Preisen verkaufen. Sie findet auch noch reißenden Absatz. Durch die Aktivierung unseres machtvollen Ur-Bioprogramms zum Fettaufbau für magere Zeiten verlieren die Mindestanforderungen, die unser Gaumen normalerweise ans Essen stellt, massiv an Gewicht. Und auch Gesundheit ist kein Maßstab mehr, im Gegenteil. Um die fälschlicherweise erwartete Hungerperiode zu überleben, wird alles für den ungesunden Fettaufbau getan.

Verführerisch lecker!

Der Erste, der 1912 die beim Braten oder Frittieren entstehende Bräunungsreaktion zwischen Eiweißen und Zuckern beschrieb, war der französische Naturwissenschaftler Louis Camille Maillard. Nach ihm wurde die AGE-Bildung in der Pfanne als Maillard-Reaktion benannt – und dank seiner Entdeckung wussten auch Lebensmittelhersteller, womit sie die Verführungskraft ihrer Produkte gezielt steigern konnten. Die Extraportion AGEs, gerade bei Konserven und Fertigpräparationen, die massiv mit Aromaschwund zu kämpfen haben, ist eine fabelhafte Sache –

zumindest aus Sicht der Nahrungsmittelindustrie. Denn AGEs sorgen für unwiderstehlichen Geschmack.

Auffällig ist: Wieder einmal mögen wir, was uns insulinresistent macht. Wieder einmal ist es keine feine Note, sondern eher eine schrille Geschmackssensation, der so auffallend schwer zu widerstehen ist. Wieder einmal werden alle normalerweise geltenden Ansprüche ans Essen außer Kraft gesetzt. Und wieder einmal entgleitet uns merklich die Kontrolle über die Menge, die wir essen. Ganz so wie es sich für einen Maststoff gehört.

Fraglos sind AGEs in der menschlichen Ernährung nicht neu, Schnitzel und Bratenkruste sind keine Fast-Food-Kreationen. Neu sind aber die extremen Mengen und Konzentrationen, die offenbar wesentlich zur Übergewichts- und Diabetesepidemie beitragen. Neu ist auch, dass alle möglichen Speisen mit den aromatischen Stoffen aufgeladen werden.

In geringerer Konzentration können AGEs geschmacklich durchaus eine Bereicherung darstellen, ohne gesundheitliche Probleme auszulösen. Die Gefahr steckt im AGE-Dauerfeuer. Das aber kommt nicht nur durch Fast- und Junkfood. Viele Menschen, die auf eine gesunde Lebensweise achten, überschütten ihren Stoffwechsel heute ebenfalls mit Maststoffen dieses Typs. Die Forschungen von Helen Vlassaras Team belegen: Selbst Studienteilnehmer, die meinen, sich sehr gesund zu ernähren, nehmen oft drei- bis fünfmal so viele AGEs auf, wie es gesundheitlich noch akzeptabel wäre.

Dabei stellte sich heraus, dass für die AGE-Belastung der untersuchten gesunden Teilnehmer nicht entscheidend war, was sie aßen, sondern wie sie ihr Essen zubereiteten: Bratpfanne, Backofen und Grill machen der AGE-Bildung gehörig Dampf.

Selbst wer gezielt auf Health Food setzt oder nur im Bioladen einkauft, ist nicht vor AGEs gefeit. Er muss nur den Biotofu in der Pfanne sautieren oder die Sojafrikadellen scharf anbraten. Schon verschafft er seinem Körper AGEs in Hochdosis. Genauso hat es ein Bio-Crunchy-Müsli richtig in sich:

Dank zuckriger Verschmelzung bei hohen Temperaturen ist das Vollkornmüsli knusprig-süß, steckt aber auch voller AGEs. Dass die Bräunungsstoffe aus Biozutaten herbeigeschmolzen wurden, macht die Sache nicht gesünder. Mit mastaktiver Milch angereichert, geht die Party in den Fettzellen schon gleich morgens am Frühstückstisch richtig los.

Für manchen Anhänger der Low-Carb-Ernährung bringen die Forschungsergebnisse zu den AGEs ebenfalls unerfreuliche Nachrichten. Was die niedrige Menge an Kohlenhydraten angeht, sind Spiegeleier mit Speck, aber ohne Brot zwar top. Aus AGE-Sicht aber sind sie verheerend. Ohnehin bedeutet Low Carb oft viel Fleisch und das liefert reichlich Ausgangssubstanz für die AGE-Bildung. Wenn dann noch die Garmethoden die unheilvollen Verschmelzungen fördern, werden Steak und Putenbrust zu einer großen Gesundheitsbelastung. Was erschwerend hinzukommt: Offenbar ist der Stoffwechsel unter Low-Carb-Diät derart verschoben, dass die körpereigene AGE-Produktion deutlich erhöht ist.

AGE-Schock zum Frühstück

Frühstückszutaten und Zubereitung	Kiloeinheiten AGEs
Spiegelei, 2 Stück	1237
Speck, 2 Streifen knusprig gebraten	27 473
Scheibe Toast, 2 Scheiben	32
Butter, 5 g	1324
Summe	31 335
Empfohlene Tageshöchstgrenze	8000

Quelle: ein Anl. an Uribarri 2010

AUF DIE ZUBEREITUNG KOMMT ES AN

Auf eine einfache Formel gebracht, ist die Zubereitung mit hoher, trockener Hitze ein ganz entscheidender AGE-Booster im Essen. Nicht nur Backofen oder Grill sind AGE-Reaktoren, sondern auch die Pfanne, die mit hohen Temperaturen und Fett gart. Hingegen entsteht beim Kochen mit Wasser nur ein Bruchteil der AGEs. Das liegt zum einen an der Feuchtigkeit, die deren Bildung hemmt, zum anderen daran, dass die Temperatur maximal etwa 100 Grad erreicht. Sanftere feuchte Garmethoden wie Dünsten oder Pochieren senken die AGE-Produktion sogar noch weiter. So liefert ein in sanft sprudelndem Wasser gekochtes Frühstücksei gerade einmal knapp 30 Kiloeinheiten AGEs, ein Spiegelei mit 1237 AGEs dagegen locker das etwa 41-Fache.

Entscheidende Faktoren für AGE-Bildung

Faktor	AGE-armes Ergebnis	AGE-reiches Ergebnis
Temperatur	mit Wasser kochen, Dünsten, Pochieren (≤ 100 °C)	Backen, Braten, Rösten, Grillen
Reaktionsmaterial	Gemüse, Getreide	Panade, Zucker, altes und instabiles Öl + hoher Eiweißgehalt (Fleisch, Fisch, Ei, Soja)
Reaktionsumfeld	feucht (Wasser), leicht sauer (Wein, Zitronensaft, Tomaten), Küchenkräuter, Marinade	trockene Hitze, heißes Öl

Und während ein bei schwacher Hitze mit Rotwein geschmortes Stück Rindfleisch unter 1500 AGEs mit sich bringt, sind es beim gegrillten Rindersteak über 9000. Das alles wirft ein ganz neues Licht auf etliche altbekannte Speisen: Eine Ofenlasagne mag ähnliche Zutaten und ähnliche Mengen an Nährstoffen und Kalorien haben wie gekochte Nudeln mit Soße. Doch beim AGE-Gehalt trennen beide Welten. Damit könnte auch ihre Mastwirkung kaum unterschiedlicher sein. Genauso wenig ist die Frage nach Pizza oder Pasta rein geschmacklicher Natur: Die trockene Ofenhitze katapultiert die Zutaten auf der Pizza in eine ganz andere AGE-Dimension. Alleine schon der geschmolzene Käse ist eine wahre AGE-Granate.

Insbesondere die Imbiss- und Fast-Food-Kultur trägt entscheidend zur heutigen Überbelastung mit dem Supermaststoff bei. Denn die entsprechenden Gerichte sind in Ofen, Pfanne und Fritteuse nicht nur schnell auf Temperatur gebracht. Sie werden auch mit einem geschmacklichen Extrakick aufgeladen, dem viele Menschen nur schwer widerstehen können.

So manches Produkt aus dem Asiaimbiss spielt ebenfalls in der gleichen AGE-Liga. Bei ihnen kommt sogar nicht selten noch ein kräftiges Maststoffextra aus der Umami-Klasse dazu: Glutamat (siehe ab Seite 51).

Zu Hause geht das AGE-Drama für den Körper dann in die nächste Runde. Man muss dazu nicht einmal auf Fertigmenüs oder die notorische Tiefkühlpizza zurückgreifen. Auch sonst wird die Pfanne dem Kochtopf meist vorgezogen. Das geht schneller und nur kurz etwas anbraten kann fast jeder. Wenn dann noch etwas Panade drum herum kommt, stimmt das Ergebnis eigentlich immer. Doch den Minimalismus bei Zeitaufwand und Kochkunst bezahlen wir mit Unmengen an AGEs im Essen – und den damit verbundenen gesundheitlichen Folgen.

In der Zeit zwischen den »echten« Mahlzeiten lässt sich der Stoffwechsel mit Chips und Cola, Keksen und Süßigkeiten in AGE-Maststimmung halten. Gerade süßes Gebäck ist mit großzügigen Mengen Ei und Zucker zubereitet. Das bedeutet Unmengen Reaktionsmaterial, die dann bei hoher Ofenhitze zu AGEs verschmelzen. Dazu kommt eine alte Maststoffbekannte: die Fruktose. Sie ist zwar selbst noch kein AGE, aber ein AGE-Bestandteil in spe. Mit Fruktose bilden sich AGEs sogar über zehnmal schneller als mit Glukose. Daher lässt sich mit Fruktose sogar die innere Selbstflambierung selbst über deftige Speisen noch weiter steigern. Wer sich mit den ohnehin schon erheblichen AGEs eines Grillsteaks nicht zufriedengeben mag, kann dies mit einer zuckerhaltigen Marinade als AGE-Reaktionsbeschleuniger vorbereiten. Schwer vorstellbar, aber wahr.

Instabile Fette sind eine weitere Möglichkeit, die AGE-Bildung in ungeahnte Höhe zu verfrachten. In vielen Imbissstationen, aber auch in so mancher heimischen Küche wird das alte Frittierfett nicht völlig mit neuem ausgetauscht, sondern einfach dem neuen untergemischt – mit all seiner bereits auf Touren gebrachten Reaktionsfreudigkeit.

Komplett zu verzichten ist nicht nötig

Glücklicherweise verfügt unser Körper über die Fähigkeit, AGEs über die Nieren auszuscheiden – auch größere Mengen. Was »entwischt«, wird vom Immunsystem erkannt und weggeräumt. Körpereigene Antioxidantien schützen vor den radikalen Attacken der Eiweiß-Zucker-Fusionen. Vermutlich hätte es der Mensch mit seiner Angewohnheit, Nahrung zu kochen, vielleicht sogar das Fleisch über dem Lagerfeuer zu brutzeln, während das Fett hineintropft, in seiner evolutionären Entwicklung sonst sehr schwer gehabt.

Die gute Nachricht ist also: Es braucht keine AGE-Nulldiät, um gesund und schlank zu bleiben. Selbst beachtliche Mengen können von Gesunden problemlos weggesteckt werden: Die Forschungen von Helen Vlassara kommen zu dem Ergebnis, dass bis zu 8000 Kiloeinheiten AGEs am Tag ungefährlich sind. Mengen unterhalb dieses erlaubten Höchstwerts führen zu keiner nachweisbar erhöhten Entzündungsaktivität im Körper. Alles, was darüber liegt, kann dagegen nur noch unzureichend entsorgt werden. Schlimmer noch: Bei einer sehr hohen Belastung kommt die AGE-Ausscheidung praktisch ganz zum Erliegen. Die Stoffwechseltalfahrt geht dann völlig ungebremst weiter. Für die Gesundheit fatal, für den Masteffekt – wenn angestrebt – ideal!

Wer denkt, er dürfe jetzt nur noch gedünsteten Fisch und sanft pochiertes Ei essen, liegt falsch. Zunächst einmal geht es um die gewohnheitsmäßige Ernährungsweise, also um das, was regelmäßig im Alltag gegessen wird. Ein Grillabend mit Freunden ist ebenso wenig eine Sorgenfalte wert wie die Portion Pommes auf dem Dorffest. Das Problem ist das Crunchy-Müsli oder

ANTI-MASTSTOFF-TRICK

Mit den folgenden Tipps lassen sich AGEs auf dem Teller deutlich reduzieren:

- ◇ *Zum Garen öfter Wasser statt Fett oder trockene Hitze (Grill und Backofen) verwenden.*
- ◇ *Geräucherten Fisch bevorzugen.*
- ◇ *Nicht panieren.*
- ◇ *Nur gutes, nicht raffiniertes Öl verwenden.*
- ◇ *Clevere AGE-Sparmaßnahme beim Grillen: Fleisch vorgaren und nur zum Schluss für den geschmacklichen Kick kurz auf den Grillrost legen.*
- ◇ *Käse im Ofengericht erst wenige Minuten vor Schluss auflegen und nur schmelzen lassen, nicht bräunen.*
- ◇ *Gerade fürs Schmelzen fettarme Käsevarianten verwenden.*
- ◇ *Pasta statt Pizza.*

AGE-FREUNDLICHE GARMETHODEN FÜR FLEISCH UND FISCH

◇ Dünsten: Fleisch und Fisch garen bei rund 100 Grad in etwas Flüssigkeit oder Fett, eventuell auch in Folie.

◇ Schmoren: Das Fleisch rundum kurz (!) anbraten, damit sich die Poren schließen, dann im geschlossenen Topf oder Bräter in Flüssigkeit bei 100 bis maximal 175 Grad fertig garen.

◇ Garziehen: Das Gargut in reichlich heiße, aber nicht kochende Brühe oder heißen Sud geben und kurz unter dem Siedepunkt gar ziehen lassen.

◇ Sous-vide-Garen: Fleisch beziehungsweise Fisch werden gewürzt oder mariniert, vakuumiert und dann im Wasserbad gegart – bei etwa 60 Grad.

◇ Dämpfen: Das Gargut liegt nicht direkt in Flüssigkeit, sondern gart in einem Sieb im Wasserdampf.

der knusprig gebratene Speck mit Spiegelei jeden Morgen, die standardmäßige Mittagspause im Imbiss, der obligatorische Verwöhnbiskuit zum Nachmittagskaffee. Auch beim Rösten selbst kommt es, wie so oft, aufs Maß an. Es besteht kein Grund, ganz auf Röstaromen zu verzichten. Man spart schon allerhand AGEs ein, wenn Steak oder Tofu nur zart in der Pfanne anbräunen.

Ein guter Kompromiss ist das Schmoren. Hähnchenschenkel zum Beispiel werden kurz bei hoher Hitze auf beiden Seiten angebraten. Voilà, Röstaroma! Dann wird rasch abgelöscht und das Ganze auf niedriger Flamme fertig gegart. Wein ist fürs Ablöschen übrigens besonders günstig. Die darin enthaltene leichte Säure hemmt die AGE-Bildung stark.

9 REGELN FÜR ANTI-AGE-MARINADE

Folgende Regeln minimieren die AGE-Bildung und damit den Masteffekt. Viele klassische Marinaderezepturen sind ideale Ideengeber und feine Aromaspender.

1. Säurespender: Zitronensaft, Limettensaft, Wein oder Essig verwenden. Sie spenden etwas Säure, die die AGE-Bildung stark hemmt.

2. Kräuter und Gewürze: Die Antioxidantien-Superstars stoppen die AGE-Bildung.

3. Salz: Entzieht erst Flüssigkeit, wandert dann aber mit der Kräuteressenz umso tiefer ins Steak.

4. Wenig Öl: Wenn möglich, Öl erst während der Zubereitung, besser sogar erst danach zugeben. Denn das Trio aus Öl, Hitze und Fleisch produziert viele AGEs.

5. Kein Zucker: Höchstens eine Prise – sonst gehen bei der Hitze Zucker und Protein AGE-Fusionen en masse ein.

6. Zeit geben: Ideal sind 24 Stunden (Fisch maximal eine Stunde).

7. Wenn möglich, Fleisch in dünne Scheiben schneiden. So kann die Marinade besser eindringen. Das Fleisch muss so außerdem weniger lange gegart werden – das bedeutet noch mal weniger AGEs.

8. Behälter aus Glas oder Keramik verwenden. Metall ist Tabu, zerkratztes Plastik keine gute Idee.

9. Ab in den Kühlschrank! 1 Stunde vor der Zubereitung herausnehmen, damit es auf Zimmertemperatur kommt.

Gut ist auch, wenn das Stück Fleisch innen noch rosa bleibt. Umso kürzere Zeit die hohe Hitze einwirkt, desto weniger AGEs werden gebildet. Nur Geflügel sollte immer ganz durchgaren.

AGE-Killer Marinade

Geradezu sensationell lässt sich die Entstehung von AGEs durch Marinieren hemmen – um bis zur Hälfte. Zucker sollte zwar nicht in die Marinade. Ein wenig Säurespender dagegen wie Wein, Zitronensaft oder Essig ist auch hier ideal. Viele Kräuter und Gewürze sind reich an Antioxidantien, die der Bildung von AGEs und anderen Schadsubstanzen auf dem Grill und in der Pfanne ebenfalls sehr gut entgegenwirken – beim Kochen genauso wie später im Körper.

Mit Salz lässt sich die Tiefenwirkung von Marinade noch verbessern. Es entzieht dem Fleisch zunächst zwar die Flüssigkeit, diese wandert dann aber gemeinsam mit der Marinade und den Kräuterantioxidantien umso tiefer ins Fleisch zurück. Das dauert allerdings ein bisschen. Je länger das Fleisch also in der Marinade bleibt, desto besser. Nimmt man es zu früh heraus, ist es später auf dem Teller trocken.

Marinade senkt übrigens auch die Entstehung von PAKs – Polyzyklischen Aromatischen Kohlenwasserstoffen, von denen einige als krebserzeugend gelten, so wie Benzopyren, das sich oft beim Grillen bildet. Damit keine Flüssigkeit (besonders kein Öl) ins Feuer tropft, das Fleisch gut abtropfen lassen und eine Grillschale verwenden oder über indirekter Hitze grillen.

AGEs entstehen übrigens leider auch in magerem Fleisch – ganz ohne Pfannenfett oder Panade. Denn in den Muskelstücken befinden sich immer noch Reste der Energiequelle Glukose. Und die verschmilzt bei sehr hohen Temperaturen freudig mit Eiweißen zu AGEs. Mit Auberginen- oder Zucchinischeiben kann man sich mehr Unbekümmertheit erlauben. Überhaupt kann Gemüse zumindest aus AGE-Sicht völlig bedenkenlos gebraten und gegrillt werden. Zwar steigt auch dabei der AGE-Gehalt ums Zehnfache. Doch aufgrund des geringen Eiweißgehaltes starten Zucchini und Co. von einem derart niedrigen Niveau, dass selbst so eine Vervielfachung nicht ins Gewicht fällt.

AGE-ARME DIÄT: HOCHWIRKSAM UND DENNOCH KAUM BEKANNT

Angesichts der Forschungsergebnisse zur fulminanten Fettaufbauwirkung von AGEs ist es ein Rätsel, warum diese Maststoffgruppe noch immer so wenig bekannt ist – was umso verwunderlicher ist, weil diese Gesundheitsbelastung relativ leicht und sehr wirksam reduziert werden kann. Am mangelnden Renommee der beteiligten Forscher und Labors kann es jedenfalls nicht liegen. Viel von der AGE-Forschung wurde unter der Leitung von Helen Vlassara an der Rockefeller-Universität in New York vorgenommen, einem der führenden medizinischen Forschungslabore weltweit. Auch das US-amerikanische National Institute of Health (NIH) fördert die AGE-Forschungen massiv.

Fraglos sind längst nicht alle wichtigen Fragen zu den AGEs voll erforscht. Weitere Forschungen könnten noch klarer zuordnen, welche AGEs in dem gigantischen Sammelsurium an Stoffen, die bei der Essenszubereitung entstehen, gesundheitliche Probleme und Insulinresistenz bereiten – und welche sich möglicherweise als harmlos herausstellen. Gut denkbar, dass es dadurch irgendwann möglich wäre, die Entstehung von problematischen AGEs im Essen noch gezielter zu unterbinden, mehr Speisen freizugeben oder sie mit einfachen Methoden von AGEs zu entlasten. Doch auch so lässt sich schon jetzt ein direkter Zusammenhang zwischen AGEs in der Nahrung und Entzündungen sowie Fettaufbau im Körper nachweisen. Eine AGE-reduzierte Ernährung bedeutet demnach fraglos eine große Chance für Gesundheit und Figur.

Der »Dreiviertel-Geheimstatus« der Forschungsergebnisse zu den AGEs könnte durchaus auch damit zusammenhängen, dass die neuen Erkenntnisse nicht zu den bisherigen Vorstellungen passen. Dies gilt insbesondere im Hinblick aufs vereinfachende Modell der Kalorienbilanz, nach dem mit gutem Willen und Kalorienreduktion das Gleichgewicht angeblich wiederhergestellt werden kann. In diesem Denksystem haben Maststoffe, die den Stoffwechsel in Richtung Fettaufbau manipulieren und unser Essverhalten auf steten Nachschub stellen, keinen Platz – zumindest keinen entscheidenden. Schonende Zubereitung wird zwar oft gefordert, vor allem aber, um die enthaltenen Nährstoffe zu bewahren, und nur selten, um die Entstehung schädlicher Substanzen in Grenzen zu halten.

Der Lebensmittelindustrie kommt die Unwissenheit über AGEs vermutlich ohnehin ganz recht. Schließlich ließe sich mit einer AGE-armen Diät kein großes Geschäft machen, so wie das zum Beispiel mit speziellen Low-Carb- oder Low-Fat-Produkten möglich ist. Stattdessen kann jeder selbst den Umstieg auf AGE-arme Zubereitungsmethoden vollziehen – am eigenen Herd und noch dazu kostenlos.

KAFFEE – GESUNDE RÖSTSTOFFE

Der Abschied von einem ganz anderen Röstprozess wäre für viele Menschen schlicht unvorstellbar: der vom Kaffee. Zum Glück kann hier Entwarnung gegeben werden. Die beim Rösten der Kaffeebohnen entstehenden Melanoidine, bräunliche Farbstoffe, sind – zumindest vorwiegend – supergesund und verwandeln Kaffee sogar zu einer bedeutenden Quelle von Antioxidantien. Die gleichen gesunden Bräunungsstoffe entstehen in geröstetem Kakao und im Ofen auf der Brotkruste.

AGE-Gehalte in Lebensmitteln

Produkt und Zubereitungsform	Menge	AGE-Kilo-einheiten
Fleisch		
Hähnchen, in Wasser gekocht	90 g	1011
Hähnchen, mit Zitrone gekocht	90 g	861
Hähnchenbrust, poschiert	90 g	991
Hähnchenbrust, 230 °C, 15 min.	90 g	5245
Hähnchenbrust, gebraten, 13 min.	90 g	4444
Hähnchenbrust, paniert, gebraten	90 g	6687
Hähnchenbrust, paniert, frittiert, 20 min.	90 g	8750
Hähnchenbrust (mit Haut), paniert, im Ofen gebraten (in Öl!), 25 min.	90 g	8965
Hähnchenbrust ohne Haut, poschiert oder gesimmert, mit Saurem wie Zitrone, Wein, Tomaten*	90 g	614
Hähnchen, Haut, gegrillt	90 g	16668
Hamburger (Fast-Food-Restaurant)	90 g	4876
Lammkeule, gekocht, 30 min.	90 g	1096
Lammkeule, 230 °C, 30 min.	90 g	2188
Leberwurst	90 g	570
Putenbrust, 170 °C	90 g	4202
Putenburger, gebraten, 5 min.	90 g	7171
Rindfleisch, roh	90 g	636
Rindfleisch im Ofen (abgedeckt bzw. mit Deckel), geschmort in Rotwein*	90 g	1128
Rindfleisch, mager, geschmort, mit Tomaten und Rotwein*	90 g	1048
Rinderhackfleisch, gekocht, mariniert	90 g	1384

Produkt und Zubereitungsform	Menge	AGE-Kilo-einheiten
Rinderhackfleisch, pfannengebräunt, mariniert	90 g	3450
Rindersalami	90 g	565
Rindersteak, 170 °C	90 g	5464
Rindersteakstreifen, im Wok gebraten ohne Öl, 15 min.	90 g	6276
Rindersteak, Elektrogrill	90 g	6674
Rindersteak, 225 °C	90 g	6731
Rindersteakstreifen, im Wok gebraten mit Rapsöl, 15 min.	90 g	8570
Rindersteak, in Pfanne gebraten, mit Olivenöl	90 g	9052
Rindersteak, geschmort	90 g	2199
Rindswurst, Frankfurter, gekocht, 7 min.	90 g	6736
Rindswurst, Frankfurter, 232 °C, 5 min.	90 g	10 143
Schweinefilet, in Wein geschmort, mit Sauerrahmsauce*	90 g	1085
Schinken, geräuchert	90 g	2114
Schweinekotelett, gebraten, 7 min.	90 g	4277
Schweinerippen, chinesische, zum Mitnehmen	90 g	3987
Speck, gebraten, 5 min., ohne zusätzliches Öl	13 g	11 905
Speck, gebraten, 5 min., ohne zusätzliches Öl**	30 g	27 473
Fisch & Meeresfrüchte		
Krabbenfleisch, paniert, zum Mitnehmen	90 g	3028

Produkt und Zubereitungsform	Menge	AGE-Kilo-einheiten
Lachs (Aquakultur), gedämpft	90 g	1091
Lachs, in Dose	90 g	825
Lachsfilet, gekocht, 18 min.	90 g	974
Lachs, pochiert	90 g	2063
Lachs, gebraten in Olivenöl	90 g	2775
Lachsfilet, 225 °C	90 g	3012
Lachs, geräuchert	90 g	515
Thunfisch, Dose, in Wasser	90 g	407
Thunfisch, Dose, in Öl	90 g	1566
Wittling, paniert, im Ofen gebraten (in Öl bei 230 °C)	90 g	7897
Milch & Milchprodukte		
Fruchtjoghurt, Kirsche	250 ml	10
Milch, fettfrei	250 ml	1
Vollmilch	250 ml	12
Käse		
Briekäse	30 g	1679
Frischkäse	30 g	2616
Cheddarkäse	30 g	1657
Cheddarkäse, fettreduziert	30 g	737
Fetakäse	30 g	2527
Käse, weiß, verarbeitet (US)	30 g	2603
Mozzarella, fettarm	30 g	503
Parmesan, gerieben	15 g	2535
Ei		
Ei, gebraten	45 g	1237
Ei, pochiert	30 g	27

Produkt und Zubereitungsform	Menge	AGE-Kilo-einheiten
Omelett, niedrige Hitze, Butter	30 g	152
Omelett, niedrige Hitze, Olivenöl	30 g	101
Rührei, hohe Hitze, Butter, 45 sec.	30 g	101
Rührei, hohe Hitze, Olivenöl, 1 min.	30 g	73
Fett		
Butter	5 g	1324
Maisöl	5 g	120
Margarine	5 g	876
Olivenöl	5 g	595
Olivenöl, nativ extra, erste & kalte Pressung	5 g	502
Rapsöl	5 g	451
Sahne	15 g	325
Sonnenblumenöl	5 g	197
Nüsse		
Cashewnüsse, roh	30 g	2019
Cashewnüsse, geröstet	30 g	2942
Erdnüsse, geröstet	30 g	1934
Erdnussbutter	30 g	2255
Mandeln, blanchiert	30 g	1642
Mandeln, geröstet	30 g	1995
Walnüsse, geröstet	30 g	2366
Hülsenfrüchte & Soja		
Kidneybohnen, gekocht	100 g	298
Soja, Trockenfleischimitat	90 g	1258
Sojaburger, mit Olivenöl gebraten, 5 min.	30 g	131
Tofu, roh	90 g	709

Produkt und Zubereitungsform	Menge	AGE-Kilo-einheiten
Tofu, gekocht	90 g	716
Tofu, bei 225 °C	90 g	3696
Tofu, sautiert	90 g	4251
Brot, Gebäck & Getreideprodukte		
Brot, Vollkornweizen	30 g	16
Brot, Vollkornweizen, starke Kruste	30 g	22
Brot, Vollkornweizen, starke Kruste, getoastet	30 g	36
Weißbrot	30 g	25
Weißbrot, getoastet	30 g	32
Croissant	30 g	334
Pfannkuchen, gefroren, getoastet	30 g	679
Pfannkuchen, selbst gemacht	30 g	292
Cornflakes	30 g	70
Cornflakes mit Zuckerüberzug	30 g	128
Haferflocken, instant	30 g	4
Mais, gepufft	30 g	30
Puffreis mit Zuckerüberzug	30 g	600
Nudeln, 8 min. gekocht	100 g	112
Nudeln, 12 min. gekocht	100 g	242
Reis, gekocht	100 g	9
Früchte & Gemüse		
Apfel	30g	13
Avocado	30g	473
Banane	30 g	9
Pflaumen	30 g	50
Datteln	30 g	18

Produkt und Zubereitungsform	Menge	AGE-Kilo-einheiten
Feigen, getrocknet	30 g	799
Rosinen	30 g	36
Aubergine, gegrillt, mariniert	100 g	256
Gurke	100 g	31
Karotten, Dose	100 g	10
Kartoffeln, gekocht	100 g	17
Kartoffeln, geröstet mit Öl	100 g	218
Tomaten	100 g	23
Zwiebel	100 g	36
Snacks, Gebäck & Süßigkeiten		
Müsliriegel, mit Schokoladenstückchen, weich	30 g	152
Müsliriegel, Apfel-Zimt	30 g	643
Müsliriegel, mit Erdnussbutter und Schokoladenstückchen	30 g	953
Schokoladen-Erdnussbutter-Süßigkeit	30 g	1032
Schokoriegel	30 g	79
Schokolinsen	30 g	450
Biscotti, Vanille-Mandel	30 g	966
Glückskeks	30 g	27
Kekse, Hafer-Rosinen	30 g	411
Kekse mit Schokoladenstückchen	30 g	505
Keks, Vanillewaffel	30 g	148
Apfelkuchen	30 g	191
Biskuit	30 g	441
Donut mit Schokoladenüberzug und Creme gefüllt	30 g	541

Produkt und Zubereitungsform	Menge	AGE-Kilo-einheiten
Waffel, gefroren, getoastet	30 g	861
Zimtschnecke	30 g	272
Vanilleeiscreme	250 ml	84
Knabbergebäck		
Brezel	30 g	527
Cracker, gesalzen	30 g	281
Cracker, Käse	30 g	549
Maischips	30 g	151
Käselocken	30 g	965
Kartoffelchips	30 g	865
Popcorn, mit Butter	30 g	40
Fast Food		
Bacon & Egg & Käsebiskuits	100 g	2289
Cheeseburger (doppelstöckiger)	100 g	7801
Hamburger mit Käse (doppelstöckiger)	100 g	6283
Chicken Nuggets	90 g	7764
Chicken, panierte Teile	90 g	8331
Hähnchen, crispy	90 g	6950
Fischburger, mit paniertem Fischfilet	100 g	6027
Pommes frites	100 g	1522
Pizza	100 g	6825
Soßen, Mayonnaise & Co.		
Essig	15 ml	6
Ketchup	15 ml	2
Mayonnaise	5 g	470
Pesto mit Basilikum	100 g	150
Salatdressing, französisch	15 ml	17

Produkt und Zubereitungsform	Menge	AGE-Kilo-einheiten
Salatdressing, italienisch	15 ml	41
Senf	15 ml	0
Sojasoße	15 ml	9
Getränke		
Apfelsaft	250 ml	5
Orangensaft	250 ml	14
Orangensaft, frisch gepresst	250 ml	1
Fertigkakao	250 ml	656
Sojamilch	250 ml	77
Kaffee	250 ml	4
Tee	250 ml	5
Bier	250 ml	3
Wein	250 ml	82
Gerichte		
Gemüsepasta	100 g	959
Makkaroni mit Käse, gebacken	100 g	4070
Salat mit Thunfisch und Nudeln	100 g	218
Sandwich mit geschmolzenem Käse	100 g	5679
Spinatsoufflé	100 g	598
Won Ton, gebratenes Schweinefleisch zum Mitnehmen	100 g	2109
Hühnersuppe	250 ml	3
Empfohlene Tageshöchstgrenze		8000

Quelle: in Anl. an Uribarri 2010, Vlassara 2011

* Säure hemmt stark die AGE-Bildung

** eigene Berechnung

Maststoffalarm

Wir können auch deshalb so schlecht Nein zu Chips und Schokolade sagen, weil verschiedene Reize uns auf Maststoffe triggern. Doch wer sie kennt, kann gut gegenlenken.

INSTINKTIV AUF MASTSTOFFLIEBE GEPOLT

Erfreulich wäre, wenn die Maststoffstory hier enden würde und es genügen würde zu wissen, worin besonders viele Maststoffe stecken, um den Konsum solcher Speisen einzuschränken. Fraglos kann mit dem nötigen Wissen und einer guten Portion Disziplin auch allerhand erreicht werden – vor allem weil Maststoffe das Verlangen nach noch mehr Maststoffen antreiben. Wenn man die Stoffwechselmanipulatoren also entschlossen herunterfährt, geht auch bald der Wunsch nach ihnen zurück.

Um dem Bann der Maststoffe jedoch wirklich zu entfliehen, reicht das oft nicht. Solange wir unseren Instinkt reizen, wird er uns auf Maststoffliebe inklusive Fettaufbau einschwören. Und wir können ihn sogar gleich auf drei Wegen triezen …

ERSTER REIZ: LICHTMANGEL

Wenn in Mittel- und Nordeuropa die Tage kürzer werden und das Licht zurückgeht, ist das ein klassisches Signal an unseren Körper, die saisonale Fettaufbauphase einzuleiten. Weil das Gehirn durch den Mangel an Licht weniger »Glückshormon« Serotonin ausschüttet, bekommen wir Appetit auf Kohlenhydrate. Sie erhöhen die Aufnahme der Aminosäure Tryptophan ins zentrale Nervensystem – und diese essenzielle Aminosäure wiederum ist Ausgangssubstanz für die Neubildung des Stimmungsmachers Serotonin. Wir versuchen also übers Essen instinktiv, die gute Laune herbeizutricksen.

Eine kohlenhydratreiche Mahlzeit erhöht auch sonst schon in moderaten Mengen den Serotoninspiegel im Gehirn und sorgt damit für mehr Zufriedenheit und Ausgeglichenheit. Biologisch ist das durchaus sinnvoll: Nach den Anstrengungen der Nahrungsbeschaffung können in der darauffolgenden ruhigeren Phase die während der Aktivität geleerten Energiespeicher wieder aufgefüllt werden. Die Extraportion Serotonin versetzt in die passende Stimmungslage dazu. Das Hormon fährt dafür unter anderem das Stresssystem herunter, das in der aktiven Tagesphase, bei der Nahrungssuche oder der Jagd deutlich hochgefahren ist, nun aber die Erholung stören würde.

Es ist also nicht nur ein unbegründetes Gefühl, dass Kohlenhydrate Stress abbauen, sie tun das tatsächlich – genauso wie keine Zufriedenheit einkehren soll, solange das Grundbedürfnis nach Nahrung und Kohlenhydraten nicht erfüllt ist. Unzufriedenheit fördert schließlich die erneute Nahrungssuche. Also: Auch wenn der Griff zum Schokoriegel häufig psychologisch erklärt wird, lässt er sich vor allem biologisch begründen.

Der im Herbst durch die schwächer werdende Sonne und die frühzeitige Dämmerung hervorgerufene Serotoninrückgang jedoch ist noch einmal eine ganz andere Kategorie. Er lässt sich auch nicht mal eben mit einem Teller Nudeln »umstimmen«.

Wenn die Tage kürzer werden und die Sonne sich versteckt, drückt das einigen Menschen derart auf die Stimmung, dass eine sogenannte saisonale affektive Störung entsteht. Typische Symptome dieses tiefen Herbstblues sind depressive Verstimmung, Ängstlichkeit, Energielosigkeit, verlängerte Schlafdauer, Gewichtszunahme sowie Heißhunger auf Kohlenhydrate. Denn als ein wesentlicher Faktor für so eine Winterdepression gilt zu wenig Serotonin zwischen den Synapsen der Nervenzellen. Es ist also keine einfach so entstandene Tradition, sondern eine gut begründete Laune unserer Natur, wenn wir bei Kakao, Keksen und Kerzenschein nachmittags in die einsetzende Dunkelheit hinausschauen. Um unsere Stimmung zu retten, fahren wir den Koh-

WINTERDEPRESSION

Bei Menschen mit Winterdepression ist die saisonale Anpassungsreaktion übermäßig ausgeprägt und nimmt daher einen extremen Verlauf. Der Organismus stellt auf allen Ebenen so sehr auf Reserveaufbau, dass es in der Seele wehtut und die Lebensqualität stark beeinträchtigt wird. Dabei machen diese Beschwerden biologisch durchaus Sinn: Die psychischen Symptome können, so schmerzhaft sie auch sind, durchaus als hilfreiche Anpassungsreaktion verstanden werden. Denn depressive Verstimmung und Ängstlichkeit sorgen für Rückzug. Hätten die Betroffenen stattdessen das Gefühl, sie könnten Bäume ausreißen, wären sie aktiver und würden damit mehr Energie verbrauchen. Der Körper stimmt ebenfalls in dieses Lied mit ein: Wegen des der Insulin- und Maststoffschwemme geschuldeten Mangels an Verbrauchsenergie ATP melden alle Glieder Energielosigkeit. Das schränkt den Kalorienverbrauch durch Bewegung weiter ein.

lenhydratkonsum hoch. Die Glukosemengen, die dadurch ins Blut strömen, erzwingen eine hohe Insulinausschüttung. Denn große Mengen davon bedeuten, dass ein viel größerer Anteil der Glukose in Fett umgewandelt und in den Fettzellen eingesperrt wird. Auf diese Weise wird Speck für magere Zeiten angelegt.

Das Ganze lässt sich durch möglichst maststoffhaltige Kohlenhydrate noch steigern, weil so der Maststoffturbo hochgefahren wird. Schließlich ist Insulinresistenz genau der physiologische Trick, über den pro Glukoseeinheit ein Vielfaches an Insulin ausgeschüttet wird. Und die Kohlenhydrate liefern den Sprit für die massenhafte Fetteinlagerung.

ANTI-MASTSTOFF-TRICK

Damit das Verlangen nach Kohlenhydraten zwischendurch nicht zu groß wird, besser frühzeitig eine Scheibe Käsebrot und ein paar Trauben essen als Kekse und Schokolade.

Ein weiteres Mal wird deutlich, wie sehr uns das Bioprogramm für Fettaufbau im Griff hat. Schade nur, dass es im ganzjährigen Nahrungsüberfluss und modernen Maststoffparadies so unzeitgemäß ist. Und dann kommt quasi als i-Tüpfelchen noch obendrauf, dass der Reiz, der dieses übermächtige Bioprogramm zum saisonalen Fettaufbau aktiviert, heute auch noch um einiges stärker ist als früher.

Mehr Licht!

Wir halten uns heute viel mehr in Innenräumen auf als die Generationen vor uns – im Büro, im Auto, auf dem heimischen Sofa. Dadurch bekommen wir nur einen Bruchteil des Lichts ab, das im Herbst ohnehin schon auf dem Rückzug ist. Im Vergleich zu einem wolkenlosen Sommertag, an dem draußen gut und gerne 100 000 Lux strahlen, sind es an einem wolkenverhangenen Wintertag nur noch etwa 2000 Lux. Gegen die Lichtintensität in Innenräumen ist das immer noch enorm viel: Dort herrschen meist nur noch etwa 100 bis bestenfalls 500 Lux.

ANTI-MASTSTOFF-TRICK

Halten Sie sich auch im Herbst und Winter möglichst jeden Tag eine Weile im Freien auf. Selbst an einem bewölkten, regnerischen Tag bringt ein Spaziergang vergleichsweise viel Licht. Das dämpft das Bioprogramm zum saisonalen Fettaufbau. Platzieren Sie den Schreibtisch in Fensternähe und schaffen Sie eventuell eine Tageslichtlampe an.

Experten empfehlen daher, sich möglichst häufig im Freien aufzuhalten. Auch spezielle Tageslichtlampen, die am Schreibtisch oder Sessel entsprechende Luxmengen verströmen, sollen dabei helfen, die Stimmung und den Serotoninspiegel wieder auf tragbares Niveau zu heben. Studien legen zudem nahe, dass eine Tageslichtbehandlung beim Abnehmen unterstützt.

ZWEITER REIZ: HUNGER

Eine vorangegangene Hungerperiode sowie bestehende Nahrungsunsicherheit sind weitere Reize, die den Instinkt auf Maststoffe polen. Sie verstellen den Stoffwechsel aber nicht mehr nur saisonal, sondern dauerhaft auf Insulinresistenz und Extrafettdepots. Wer Pech hat, empfängt diesen Reiz sogar schon von der ersten Minute an und ist daher besonders empfänglich für die Verführungen des Maststoffparadieses. Wer mit einem geringen Geburtsgewicht zur Welt kommt, hat dementsprechend eine deutlich erhöhte Wahrscheinlichkeit, im Laufe seines Lebens Übergewicht und Diabetes zu entwickeln.

Der dauerhafte Anstieg der Insulinproduktion, die überschießende Bildung des Masthormons fördern zwar das Wachstum, sodass der Rückstand des Neugeborenen über den Stoffwechseltrick mit der Insulinresistenz bald wieder ausgeglichen ist. Dennoch bleibt Insulin in Übermengen ein Wachstumsförderer zweiter Wahl. Denn auch in jungen Jahren hat es schon eine Reihe gesundheitlicher Nachteile im Gepäck. So sind beispielsweise später die Risiken für Herz-Kreislauf-Erkrankungen deutlich erhöht. Genauso werden Pubertät, Längenwachstum und Gehirnreifung beschleunigt, was oft Nachteile bei der Feinabstimmung mit sich bringt. Die Knochendichte ist geringer, das Bruchrisiko erhöht. Die vorgezogene Hirnreifung führt zudem leichter zu Ungleichgewichten und Störungen in diesem hochkomplexen System. Das Risiko für psychische Störungen und Verhaltensauffälligkeiten ist dadurch höher als gewöhnlich. Untersuchungen in Gambia zeigen zwar, dass auch Neugeborene, die aufgrund saisonaler Nahrungsknappheit mit verringertem Geburtsgewicht zur Welt kommen, als Erwachsene so schlank und stoffwechselgesund sein können wie Gleichaltrige, die ohne Schwierigkeiten ins Leben starten durften. Voraussetzung dafür ist aber, dass sie bei ihrer traditionellen Kost bleiben. Problematisch wird es, wenn Menschen mit dieser prägenden Erfahrung von Energieunterversorgung auf die westliche Ernährung »umsteigen«.

Noch eine zunächst widersinnig erscheinende Beobachtung belegt, dass Hunger ein Dickmach-Reiz ist: Überrascht haben Forscher festgestellt, dass Mütter von mangelernährten Kindern oft übergewichtig oder sogar adipös sind. Dieser Umstand wird als Ernährungsparadox bezeichnet. Die mütterliche Adipositas ist eine Anpassungsreaktion auf die Nahrungsunsicherheit. Eine US-Studie fand bei kalifornischen Frauen ein um über 100 Prozent erhöhtes Risiko, übergewichtig zu werden, wenn sie sich ihrer täglichen Lebensmittelversorgung nicht sicher waren.

Im Tierexperiment lässt sich schon mit moderater Nahrungsunsicherheit das Risiko für Übergewicht erhöhen. Forscher untersuchten dies an indischen Hutaffen, einer Makakenart. Sie erschwerten Affenmüttern mit etwa drei bis fünf Monate altem Nachwuchs phasenweise den Nahrungszugang – allerdings gerade nur so weit, dass es nicht zu einem Gewichtsverlust kam. In anderen Phasen war wieder so viel Futter da, wie die Tiere zu sich nehmen wollten. Als der Affennachwuchs schließlich in die Pubertät kam, ließ sich bereits ein höheres Gewicht und größerer Bauchumfang nachweisen.

Diese Studienergebnisse belegen eindrucksvoll: Der Aufbau von Übergewicht, oft erzeugt durch eine diabetogene Stoffwechsellage, ist eine Anpassungsreaktion, die instinktiv aufgrund von Nahrungsmittelunsicherheit betrieben wird – ob wir wollen oder nicht. In so einem Fall ist es besonders schwer, dem Automatismus zu widerstehen, vor allem wenn überall maststoffreiche Speisen locken. Erfolgversprechender ist, dem Instinkt gar nicht erst Anlass zu geben, dieses gesundheitsbelastende Programm hochzufahren und das übermächtige biologische Urprogramm zum Fettaufbau erst gar nicht zu reizen.

Diäten machen dick

Es ist ziemlich kontraproduktiv, überschüssiges Gewicht durch radikales Kaloriensparen oder gar Hungern abzubauen. Zwar sind damit teils erstaunliche Anfangserfolge möglich, auf längere Sicht lassen sich diese aber in den wenigsten Fällen halten – und besonders dann muss man der magischen Anziehungskraft alter Essgewohnheiten ständig heldenhaft Widerstand leisten, um nicht wieder ins vom Instinkt unerbittlich festgelegte Sollgewicht zurückzufallen. Und dazu kommt noch der gefürchtete Jo-Jo-Effekt. Auch er ist unserem Instinkt geschuldet: Für den Fall, dass sich die unerfreuliche Erfahrung der Unterversorgung noch einmal wiederholen sollte, legt der Körper sicherheitshalber lieber noch ein paar Pfunde drauf. Übersichtsstudien kommen zu dem Schluss, dass in einem bis zwei von drei Fällen nach einer Diät mehr Kilos zugelegt werden, als man zuvor mühevoll abgenommen hat.

Kalorien so stark einzuschränken, dass man ständig Hunger hat, kann also nicht die Lösung sein – was aber nicht heißt, dass das andere Extrem zu vernachlässigen wäre. Der völlig sorglose Umgang mit Essmengen und Kalorien kann ebenfalls zu überflüssigen Pfunden führen und schließlich krank machen.

ANTI-MASTSTOFF-TRICK

Hungerdiäten verstärken dauerhaft das Maststoffverlangen und reizen den Nahrungsinstinkt zum vorsorglichen Fettaufbau. Also: Finger davon lassen!

Die Kunst besteht darin, satt zu werden und dabei möglichst viel von der Nahrungsenergie dem Verbrauch zuzuführen – den Fettdepots im Gegenzug möglichst wenig. Um genau diesen Verteilungsschlüssel geht es. Maststoffe und Insulin verschieben ihn leider in die Depotrichtung.

DRITTER REIZ: ZENTRALE ENERGIEKRISE

Und noch ein Reiz eicht uns auf Maststoffe: die »Energiedelle« des Gehirns. Dabei kommt es oft mehrmals am Tag genau dort zu diesem Nährstoffmangel und der führt nicht nur dazu, dass wir uns akut elend fühlen und die Leistung abfällt, sondern hat auch langfristig bedenkliche Folgen. Dennoch findet er in der Forschung kaum Beachtung. Abgesehen von schweren Unterzuckerungen (Hypoglykämien) bei Diabetikern durch eine Insulinüberdosierung passt der zu geringe Blutzuckerspiegel einfach nicht recht ins herkömmliche Bild, zumal oft sichtlich genügend Energiereserven im Körper vorhanden sind.

Das Unverständnis für die zentrale Problematik wurzelt zumindest teilweise wieder einmal in der Formel, die Eiweiße, Kohlenhydrate und Fette allein nach ihrem Brennwert bewertet. Diese Denkweise ignoriert jedoch den Sonderbedarf des Gehirns. Die hochempfindlichen Nervenzellen verbrennen im Normalzustand nämlich fast ausschließlich Glukose – und das in enormen Mengen.

Der Kampf um den Zucker

In unserem Organismus buhlen neben den Muskeln noch andere Zellen um die Versorgung mit Glukose und ein Organ hat dabei absoluten Vorrang: das Gehirn. Es ist, wie der Lübecker Forscher Professor Achim Peters sagt, extrem egoistisch, wenn es um Zucker geht. Schon aufgrund seiner Größe ist es ein biologischer Luxus, der nur unter erheblichen Anstrengungen und Abstrichen unterhalten werden kann. Mit etwa zwei Prozent des Körpergewichts verbraucht unser Gehirn etwa 20 Prozent der Energie. Das mag man noch für tragbar halten. Doch schaut man nur auf die Glukose, dann sind es sogar zwei Drittel der täglich zugeführten Menge. Die Glukosekalorien aus Brot und Nudeln sollen also zum überwiegenden Teil nach oben ins Gehirn gehen – nicht nach unten in die Fettdepots. So ist es zumindest biologisch gewollt, sofern kein massiver Fettaufbau erforderlich erscheint wie einst vor eisigen Wintern.

Was erschwerend hinzukommt: Das Gehirn hat zwar einen enormen Glukosehunger und reagiert enorm empfindlich auf Engpässe. Es betreibt aber selbst keine Vorratshaltung. Es lebt, brilliert, leidet und kollabiert mit dem Auf und Ab des Blutzuckers. Fehlt es an Glukose, können seine Nervenzellen nicht einfach auf Fettverbrennung umstellen. Sie können dieses oft übermäßig im Körper vorhandene Energiekonzentrat also fast gar nicht nutzen. Erst in längeren Hungerperioden oder bei massiver Kohlenhydratreduktion stellt das Gehirn seinen Betrieb auf Ketonkörper um, die in der Leber aus abgebauten Fettsäuren aus den Fettdepots gebildet werden. Aber auch das tut es nur so lange, bis wieder kohlenhydratreiche Nahrung zugänglich ist. Dann schaltet das System sofort wieder zurück.

Im Alltag, wenn der Blutzucker steil abfällt und das Gehirn in einen Energienotstand schlittert, befindet sich das Fett als Energieform fürs Gehirn hinter einer fest verschlossenen Tresortür. Aus diesem Grund kann auch eine Überdosis Insulin tödlich sein. Denn wird damit der Blutzucker zu sehr abgesenkt, bricht die Gehirnfunktion aus Energienot zusammen.

Wie abhängig unser Gehirn von Glukose ist, belegt auch ein Alarmsystem, das im Hypothalamus, der Stoffwechselsteuerungszentrale, installiert ist. Spezialisierte Zellen messen dort ständig das Glukoseangebot. Fällt es ab, geben sie den Signalstoff Orexin ab. Er hat seinen Namen vom lateinischen »Orexie«, was

»Hunger« bedeutet – und genauso fühlt es sich auch an, wenn es Alarm schlägt: In größeren Mengen erzeugt Orexin unbändigen Heißhunger, versetzt uns in eine Unruhe, die uns zur Nahrungsaufnahme treibt – und somit zwangsläufig zum Kühlschrank oder ans Kuchenbüfett.

Die Glukosemesszellen operieren dabei völlig losgelöst von den Fettdepots in den unteren Körperregionen. Es geht ihnen nur um die Glukosesicherung. Jetzt! In diesem Moment! Für das Gehirn! Da können die Fettzellen mit ihrem Botenstoff Leptin noch so hohe Füllstände melden: Weil die Fettkalorien die Not des hungrigen Gehirns nicht lindern können, wird das Leptin geflissentlich übersehen und das Signal blockiert.

Aber auch die erneute Nahrungsaufnahme bessert die Situation oft nicht grundlegend. Weil die Muskelzellen ihre Schotten längst dicht gemacht haben, produziert die Bauchspeicheldrüse Übermengen Insulin, die die Glukose wieder in die falsche Richtung treiben – weg vom Gehirn, hin zu den Fettzellen. Für eine Mastphase ist das ideal, schließlich kehren wir so immer wieder zu Baguette und Kartoffelsalat zurück. Sie geben uns einfach nicht nachhaltig das, was wir uns von ihnen erhoffen. Wir müssen immer noch mehr Glukose verschlingen, bis das Gehirn schließlich seinen Teil bekommt und Frieden gibt.

Hohe Insulinspiegel und Blutzuckerachterbahn sind daher heute fast schon der Normalfall: Auf den steilen Anstieg des Blutzuckerspiegels folgt der freie Fall, der im Gehirn sofort Alarm auslöst. Kein Wunder, dass sich so viele Menschen an den Zucker-Tankstellen tummeln, an der Snack- oder Saftbar und im Café. Löffelweise Zucker, Brownies oder Müsliriegel sind ein Versuch, das Blutzuckertal abzufedern. Doch letztendlich beschleunigen sie oft die Bergfahrt, die dann von Übermengen Insulin in die nächste Talfahrt gezwungen wird. Die Fettzellen gewinnen, das Gehirn ist im Wechselbad. Um letzteres zu vermeiden, hat der Körper zwei Anpassungsstrategien entwickelt. Gesund sind diese auf Dauer jedoch nicht …

ANZEICHEN VON ZU NIEDRIGEM BLUTZUCKER:

- Konzentrationsstörung
- Schläfrigkeit
- Verlangsamtes Denken
- Verlangsamte Reaktion
- Reizbarkeit

Erste Anpassungsstrategie: Cortisol

Wenn wir in Stresssituationen geraten, steigt der Glukosebedarf des Gehirns steil an. In so einem Moment ist es biologisch sinnvoll, dass große Mengen des Stresshormons Cortisol (siehe Seite 139) das Zuckerangebot enorm hochfahren. Schließlich ist es seine Aufgabe, die Zuckerversorgung des Gehirns zu verbessern.

Auch generell ist Cortisol die spontane Antwort des Körpers, wenn der Blutzuckerspiegel abfällt: Er schüttet dann das Stresshormon aus, um ihn wieder hochzudrücken. Erst wenn über die Nahrung Glukosenachschub kommt, sinkt der Cortisolpegel wieder. Blutzucker- und Cortisolspiegel sind also gegenläufig direkt miteinander verbunden: Sinkt der eine, steigt der andere – und umgekehrt. So steigt etwa während einer kalorienreduzierten Diät der Cortisolspiegel nachweislich stark an. Genauso ist es bei Low-Carb-Diäten mit ihren strengen Limits bei Brot, Nudeln, Reis und Kartoffeln. Bei Tieren ist es übrigens nicht anders: Wenn sie in eine Hungerphase geraten, erklimmt ihr Cortisolspiegel enorme Höhen.

Doch die Glukoseversorgung über Cortisol – alternativ zum Essen – ist träge und oft nicht einmal ausreichend. Es entsteht leicht eine Unterzuckerung – Anzeichen dafür können Konzentrationsstörung, Schläfrigkeit, verlangsamte Reaktion und Reizbarkeit sein. Eine Glukoseunterversorgung macht »hangry«. Hingegen wird verständlich, dass Kohlenhydrate entspannen. Die Gehirnzellen sind glücklich, das Stresssystem kann loslassen. Die Zögerlichkeit bei der Blutzuckerbereitstellung über Unmengen Cortisol hat gute Gründe, denn auf Dauer ist sie mit schweren Nebenwirkungen verbunden. Der Körper greift nur auf sie zurück, um in Engpässen die Energieversorgung des Gehirns sicherzustellen. Im Normalfall sollen wir das übers Essen regeln. Denn ständig viel Cortisol im Blut bedeutet Raubbau an der Substanz. Das Hormon geht nämlich, um den Blutzucker hochzutreiben, nicht an die Fettreserven, sondern verfeuert wertvolle Aminosäuren – vorzugsweise jene, aus denen die Proteine des Bindegewebes bestehen. Stichwort Collagen. Die Folge: Die Haut dünnt aus und verliert an Spannkraft. Falten bilden sich.

Bei Menschen mit Morbus Cushing, einer Krankheit, die nach jahrelanger, hochdosierter Cortisonbehandlung entstehen

BITTE NICHT REIZEN!

Unterzucker lässt nicht nur alle Hemmungen fallen, wenn es um die Nahrungsaufnahme geht. Er führt auch oft zu einer merklichen Enthemmung in der sozialen Interaktion. Die Laune ist schrecklich, alles wirkt negativ. Wenn der Blutzuckerspiegel am Absacken ist, geraten soziale Beziehungen in turbulentes Wasser. Im Englischen gibt es das wunderbare Wort »hangry«. Es setzt sich zusammen aus »hungry«, hungrig, und »angry«, sauer, und beschreibt überaus treffend den desolaten Gemütszustand des Unterzuckerten, in dem man es tunlichst unterlassen sollte, ihn noch weiter zu reizen.

kann, wird dieser Raubbau im Bindegewebe besonders deutlich. Nicht selten entstehen dann Dehnungsstreifen – ohne Dehnung oder Schwangerschaft wohlgemerkt. Aufgrund des Proteinverlustes kommt es zugleich zu Störungen bei der Wasserbindung: Ihr Gesicht wird runder.

Der massive Eiweißraubbau zeigt sich an den Beinen: Die recht voluminösen Muskelgruppen werden sichtbar dünner. Genauso geht unter der Flut der Stresshormone auch das Unterhautfett zurück.

Wer jetzt meint, Stress wäre die perfekte Diät, um ein paar überflüssige Pfunde loszuwerden, irrt jedoch gewaltig. Denn leider wird Fett unter der Cortisolherrschaft nicht im großen Stile verbrannt, sondern nur im Körper verschoben. Die Haut, die ohnehin schon an Spannkraft eingebüßt hat, verliert dadurch auch noch ihre Fettunterpolsterung. Die wandert nämlich als »neue« Reserve tief in den Bauchraum. Dieses Lager ist eine clevere Anpassungsreaktion. Denn von dort aus kann das Fett vergleichsweise schnell aktiviert werden und rauscht dann in die Leber, die Ketone aus ihm bildet. So kann bei wiederkehrender Unterzuckerung die Energieversorgung des Gehirns zumindest ein wenig auch mithilfe von Fett erfolgen. Auch so kämpft Cortisol dafür, die Energieversorgung des Gehirns wenigstens etwas zu verbessern. Es hat sich zwar herausgestellt, dass vom Bauchfett selbst keine wesentliche Gesundheitsgefahr ausgeht. Es ist aber auf jeden Fall ein Warnzeichen für hohe Stress- und Cortisolbelastung – wie auch Insulinresistenz.

Cortisol in Übermengen ist Gift für die Gefäße, die Gefahr für Herz-Kreislauf-Erkrankungen explodiert. Trotzdem wäre es falsch, deswegen generell Angst vor Cortisol und Stress zu schüren. Unter gesunden Bedingungen ist das Hormon wesentlicher Mitbestreiter des Blutzuckers. Gefährlich wird es erst, wenn das Programm dauerhaft und übermäßig hochgefahren wird – was eben auch dann geschieht, wenn die Energieversorgung des Gehirns ständig unzureichend ist, etwa weil man meint, abnehmen zu müssen. Oder weil man sich schlicht nicht die Zeit fürs Essen nimmt.

Gelingt eine bessere Energieversorgung des Gehirn übers Essen nicht – was gerade durch Dauerstress oft massiv erschwert wird – ist das gesundheitlich gesehen eine Katastrophe. Der Organismus zieht dann (hoffentlich) irgendwann die Notbremse und schaltet ins Alternativprogramm: die Insulinresistenz über Maststoffe. Das ist zwar auch höllisch ungesund, aber immer noch besser als das Leben unter andauernder Cortisolflut.

Zweite Anpassungsstrategie: Maststoffe

Geht die Produktion von Cortisol zurück, entstehen neue Herausforderungen: Zum einen entfällt seine hemmende Wirkung auf die Insulinausschüttung und das Masthormon geht hoch. Zum anderen nehmen die Muskeln wieder Glukose auf. Das Gehirn geht wieder einmal leer aus. Um seinen Glukosebedarf dennoch zu decken, fordert es deswegen immer wieder Nachschub an. Das Verlangen nach Kohlenhydraten steigt. Die jedoch kurbeln die Insulinproduktion nur noch stärker an, sodass die Glukose immer mehr vom Gehirn weggedrängt wird. Ein Teufelskreis kommt ins Rollen, bei dem Kohlenhydrate ungebremst in den Organismus fluten und wiederkehrender Heißhunger, Dauersnacken oder gezuckerte Getränke schnell zum Standard werden.

Das körpereigene Gegenmittel, damit der Blutzucker nicht in die Muskeln entschwindet, ist dann die Insulinresistenz. Die Bauchspeicheldrüse produziert nun zwar immer mehr Insulin, das Hormon kann die Muskelzellen aber nicht mehr »aufsperren«. Vereinfacht gesagt bedeutet das: Da Unterzuckerung aus Sicht des Organismus unbedingt vermieden werden soll, die fehlende Glukose aber nicht jahrelang mithilfe von Cortisol aus der eigenen Substanz gebildet werden kann, bleibt nur das kleinere Übel: die angegessene Insulinresistenz.

Wissenschaftler wie Professor Neel vermuten schon lange, dass die genetisch veranlagte Neigung, eine Insulinresistenz zu entwickeln, wohl auch dazu diene, das Gehirn in Notzeiten zumindest leidlich mit Energie zu versorgen. Der entsprechende Anpassungsmechanismus wird durch Maststoffe im Essen geweckt und auf Touren gebracht. Sie bringen den Stoffwechsel derart durcheinander, dass eine Insulinresistenz entsteht und das Stresssystem immer mehr loslassen kann. So gesehen ist der Wechsel von der Cortisolstrategie hin zur Strategie mit mehr Maststoffen im Regelfall wohl die gesündere Lösung. Ganz praktisch bedeutet das, dass wir in einer Glukosemangelsituation fürs Gehirn instinktiv maststoffreiche Speisen bevorzugen. Wir mögen dann plötzlich Gebratenes und Frittiertes lieber und kombinieren Nahrungsmittel so, dass sie den Stoffwechsel in Richtung Insulinresistenz manipulieren. Jeder von uns ist, ohne es zu ahnen, ein Maststoffexperte.

Süßes essen oder stressen?

Bei einigen passiert der Strategiewechsel – weg von Cortisol hin zu Maststoffen – schon im Kindesalter. Diese Menschen werden daher schon in jungen Jahren übergewichtig. Doch die meisten bleiben noch bis weit ins Erwachsenenalter normalgewichtig. Wobei sich gerade unter Stress schon klammheimlich eine der beiden Ausgleichsstrategien einnistet. Das legt eine Studie nahe, bei der US-Forscher die Gewichtsentwicklung bei Erstsemesterstudenten beobachtet haben. Ein neuer Lebensabschnitt, das Zuhause in weiter Ferne: Das alles sind erhebliche Stressfaktoren. Nach einem Jahr hatten 40 Prozent der Studenten abgenommen, weil das Stresssystem messbar hochging und sie weniger aßen. Weitere 40 Prozent nahmen im gleichen Zeitraum zu. Nur 20 Prozent hielten ihr Gewicht, hatten offenbar keine Schwierigkeiten im Energiestoffwechsel. Je älter wir werden, desto öfter greift dann auch äußerlich erkennbar das Maststoff-

KOHLENHYDRATE UND STRESSABBAU

Kohlenhydrate tragen zum Stressabbau bei, weil sie …

- ◇ den Serotoninspiegel erhöhen
- ◇ die Cortisolproduktion senken
- ◇ dem Gehirn seine Energie geben

Der Preis dafür sind aber oft ein überhöhter Insulinspiegel und Fettaufbau.

prinzip. Denn der Wechsel – weg von Cortisol, hin zu Maststoffen – geht oft auch mit psychischen Prozessen und einer höheren Akzeptanz des Status quo einher. Als junger Mensch will man viel erreichen, später lässt man leichter los und gibt sich auch einmal mit weniger zufrieden. Das senkt den Stresspegel und damit auch den Cortisolspiegel. Weil dadurch auch dessen Beitrag an der Blutzuckerbereitstellung abnimmt, muss zumindest durch eine gewisse Insulinresistenz nach unten abgesichert werden – mit einem Freifahrschein für Kuchen, Chips und Pizza. Viele Menschen haben die Erfahrung gemacht, dass sie mit Süßem Stress abbauen können. Zahlreiche Studien belegen diesen stressreduzierenden Effekt. Im Gegensatz zu Brot und Nudeln ist bei Keksen und Bonbons die Insulinresistenz nämlich mit eingebaut, sodass das Stresssystem noch großzügiger loslassen kann und weniger Cortisol gebildet werden muss, ohne dass die Glukose in der Peripherie versickert und das Gehirn in Not gerät.

Deshalb erhöhen viele Menschen unter Stress den Konsum zuckerhaltiger Speisen. Starker Stress erschwert das Loskommen von den süßen Sachen ungemein. Über sie (und andere Maststoffe) läuft der Strategiewechsel von Cortisol zur Insulinresistenz. Kommen nun statt Süßem Zuckerverbot oder Kaloriensparen, droht die Rückkehr in den Stressmodus.

Statt um gut gemeinte, aber wirkungslose Appelle gegen das Süßverlangen geht es darum, das Gehirn über einen möglichst gesunden Weg mit der benötigten Glukose zu versorgen. Leider gelingt gerade das mit den heutigen Ernährungsgewohnheiten nicht. Viele Abnehmwillige pendeln daher zwischen den unterschiedlich ungesunden Anpassungsstrategien Insulinresistenz und Cortisol hin und her.

Wir bekämpfen beide Anpassungsreaktionen, als wüssten wir es besser als unser Organismus. Wer wirklich etwas verändern will, muss seinem Instinkt den Grund nehmen, überhaupt erst eine dieser beiden Notlösungen anzustreben. Gerade bei extremer Stressbelastung kann es jedoch schwer sein, die Energieversorgung des Gehirns auf gesunde Art und Weise hinzubekommen. In einigen Fällen ist es allemal besser, anstelle mangelnder Versorgungssicherheit ein wenig Insulinresistenz zu akzeptieren. Wer sich gerade in einer starken Stressphase befindet, verschiebt das Vorhaben, Maststoffe in der Nahrung zu reduzieren, besser auf ruhigere Zeiten.

ZYKLISCHE ZUCKERGIER

Viele Frauen haben in den Tagen vor der Regelblutung ein legendäres Verlangen nach Schokolade, etwa ein Viertel greift beherzt zum süßen Verführer. Tatsächlich ist in den Tagen vor den Tagen der Grundumsatz, also der Energieverbrauch in Ruhe, deutlich höher als sonst – um bis zu 15 Prozent. Vor allem aber leidet die Stimmung. Die Zucker-Kohlenhydrat-Bombe Schokolade schafft an beiden Fronten Linderung.

In jedem Fall hilft es beim Abschied von den Maststoffunmengen, wenn man parallel etwas für den Stressabbau und den souveräneren Umgang mit Herausforderungen tut. Allein dadurch wird der Glukosebedarf des Gehirns schon reduziert und der Verzicht auf die süßen Verführer fällt leichter. Schon ein Spaziergang im Grünen verringert nachweislich das Verlangen nach süßen Produkten. So direkt ist der Zusammenhang zwischen Stresspegel und süßen Essphantasien.

YIN- UND YANG-MASTSTOFFE

Es ist nicht nur wichtig zu wissen, das bestimmte Reize das Maststoffverlangen enorm triggern, sondern auch, dass unterschiedliche Maststoffe ganz unterschiedliche Bedürfnisse bedienen. Und so wie sich Bedürfnisse stetig ändern können, sind die wenigsten nur auf einen Maststoff festgelegt.

In der chinesischen Philosophie sind Yin und Yang zwei gegensätzliche und zugleich sich ergänzende Kräfte. Yin steht für weiblich, ruhig, füllend, kühl, Yang für männlich, aktiv, bewegt und warm. Yin entspricht in vielem etwa dem parasympathischen Teil des autonomen Nervensystems, das im Erholungsstoffwechsel vorherrscht, während in der Aktivität der Sympathikus dominiert. Er entspricht etwa Yang.

Schokolade ist Yin. Mit ihr geht es in den Refill- und Akzeptanzmodus. Ein melancholischer Winterabend, an dem man unerreichten Wünschen, vielleicht auch einer unerfüllten Liebe nachtrauert, kann daher – das wissen wir alle spätestens seit Bridget Jones – mit nichts besser bewältigt werden als mit Schokolade. Buch und Film sprechen hier treffsicher eine Erfahrung an, die schon viele Leserinnen und Zuschauerinnen, vielleicht auch macher Leser und Zuschauer gemacht haben: dass Schokolade über Seelenkummer hinweghilft. Ihr hoher Zuckergehalt baut nämlich Stress ab. Während die Kakaobutter auf der Zunge schmilzt, wird viel Insulin gebildet, was den parasympathischen Tonus fördert. Dazu enthält Schokolade auch noch hohe Mengen von Anandaminen. Diese cannabisähnlichen Substanzen docken an bestimmten Rezeptoren an, helfen auch, unschöne Dinge zu akzeptieren, und lindern so den (Liebes-)Kummer.

Bei Kindern überwiegt bei Zuckerkonsum oft noch die Stoffwechselreizung durch die Fruktoseverstoffwechselung. Nach Süßigkeiten klettern sie auf den Tisch. Übergewichtige Kinder und Erwachsene nach oft jahrelanger Aufbauarbeit bei der Insulinresistenz dagegen rutschen schon sichtlich in den Parasympathikus, den Yin-Modus, über. Ein Besuch im Konditoreicafé ist oft von ruhiger Gemütlichkeit geprägt. Kuchen und Torte verschieben zuverlässig in den Auffüllstoffwechsel. Da kommt auch viel Koffein nicht dagegen an.

Die wichtigsten Yang-Maststoffe sind Umami-Speisen, also eher Herzhaftes. Sie werden bevorzugt bei Aktivität genossen. Auf Partys etwa bekommen Chips den Vorzug vor Schokolade, zur ausgelassenen Stimmung passen höllisch angebratene Steaks besser als Milchreis mit roter Grütze. Was bleibt, ist der besondere Maststoffbedarf. Denn gute Laune und niedriger Blutzuckerspiegel schließen sich aus. Und mit Maststoffen kann man Letzteren noch ein wenig höher tricksen.

Das Maststoff-Yin-Yang zeigt sich interessanterweise auch zwischen den Geschlechtern: Bei Frauen ist allgemein der Parasympathikus aktiver, sie rutschen leichter in den Speicherstoffwechsel. Bei Männern dagegen überwiegt der Sympathikus sowie die damit eng verbundene Nebennierenaktivität. Dementsprechend ist bei Männern Pizza Nummer eins, bei Frauen Schokolade. Allerdings sind das alles Durchschnittswerte, die individuell sehr unterschiedlich ausfallen können. Dazu kommt, dass Maststoffe nicht immer hundertprozentig Yin oder Yang zuzuordnen sind, viele haben von beidem etwas. Doch häufig überwiegt eben eine förderliche Wirkung – auf den Parasympathikus oder den Sympathikus.

MASTSTOFFE NEU INTERPRETIEREN

Fraglos gibt es auch noch viele andere Gründe, warum wir in bestimmten Situationen ein Verlangen nach bestimmten Speisen entwickeln. Dazu gehört vor allem das Bedürfnis nach bestimmten Nährstoffen wie auch nach weiteren Substanzen, die den Stoffwechsel und vor allem das Befinden instinktiv manipulieren. An erster Stelle steht jedoch immer der Energiestoffwechsel. Ihn optimal einzustellen ist weit schwieriger als allgemein angenommen – und vor allem keinesfalls eine bloße Frage des rationalen Kalorienzählens. Über allem nämlich thronen die Versorgungssicherheit im (Verbrauchs-)Energiestoffwechsel des Gehirns und das damit eng verbundene Verlangen nach Maststoffen. Diese manipulierenden Substanzen wiederum bestimmen darüber, was wir essen wollen – und in welcher Menge.

So gesehen lässt sich das auftretende Verlangen nach maststoffreichen Speisen wie ein im Körper installiertes Messinstrument nutzen. Es schlägt an, wenn wir unsere Energieversorgung nicht gut managen. Kehrt beispielsweise schon bald nach dem Frühstück der Hunger zurück und verlangt es uns nach einem Snack, stimmt etwas mit dem Frühstück nicht. Der morgendliche Fehlstart ist dann nicht selten der Beginn einer ganztägigen Blutzuckerachterbahn mit etlichen Extrakalorien für die Fettdepots und zahlreichen Leistungstiefs. Genauso kommen am Nachmittag süße Essfantasien auf, wenn auf dem Mittagsteller zu viele schnelle Kohlenhydrate liegen, die rasch ins Blut strömen. Der später umso stärker absinkende Blutzuckerspiegel erzeugt dann ein akutes Verlangen nach Maststoffen.

Das Maststoffverlangen kann also durchaus als Feedback verstanden werden, um immer genauer und gesünder den eigenen Energiebedarf zu decken – aber eben nicht über Unmengen Cortisol oder Insulinresistenz, sondern indem man dem zugrunde liegenden (Energie-)Bedürfnis möglichst zielgenau nachkommt. Es ist das wichtigste Bedürfnis fürs Überleben und

Gedeihen jeder einzelnen Zelle in unserem Körper – und damit auch des ganzen Organismus.

Wer diesen Weg gehen will, muss zunächst schrittweise die Maststoffe reduzieren. Wie das gelingt, zeigt das nächste Kapitel. Weil sie ein Verbrauchsenergiedefizit erzeugen, ist damit oft schon viel erreicht, sofern nicht nur einzelne, sondern alle Maststoffgruppen in den Rückzug gezwungen werden. Die gute Nachricht: Nach einer Überwindungsphase sinkt fast immer bald auch das Maststoffverlangen. Nach den großen Schritten kommt dann die Feinabstimmungsphase. Hier sind auftauchende Maststoffbegehrlichkeiten wichtige Wegweiser, wenn man sie zu interpretieren weiß.

WER SICH GRUSELT, BRAUCHT GLUKOSE

Beim Horrorfilmschauen hat das Gehirn einen enorm erhöhten Glukosebedarf, ähnlich wie bei echtem Stress. Britische Forscher haben den Glukoseverbrauch von verschiedenen Horrorfilmen gemessen. »Shining« schaffte es auf Platz eins mit immerhin 184 Kilokalorien. Theoretisch ließe sich mit Horrorfilmen also abnehmen, denn der Kalorienverbrauch entspricht etwa dem einer Viertelstunde auf dem Laufband. Aber das funktioniert eben nicht, weil parallel dazu oft Chipstüte, Popcornschale und Limonade den Glukosemehrbedarf on demand liefern.

Maxit – der Weg aus der Maststofffalle

Zugegeben, ohne eigenes Zutun ist dem aktuellen Maststoffparadies nur schwer zu entkommen. Doch mit dem richtigen Know-how gelingt der Ausstieg erfreulich schnell. Ihre Gesundheit wird es Ihnen danken.

EINE »NEUE« ART DER ERNÄHRUNG

Maststoffarme Ernährung ist keine neue Diätform! Sicher, sie erfordert den weitgehenden Verzicht auf Fast- und Junkfood, auf Marmelade und Limo. Aber das bedeutet keinesfalls Verzicht auf geschmackvolles Essen. Es gibt weder Frischkornbrei zum Frühstück noch Selleriesticks zum Sattessen. Fett und Kohlenhydrate sind ebenso erlaubt wie Fleisch – wenn man das will. Worum es geht, ist, grob gesagt, die Abkehr von übermäßig verarbeiteten, oft raffinierten Nahrungsmitteln und die Rückkehr zu einer traditionellen Ernährung. Was alleine in diesem Ansatz steckt, belegt eine Studie der Stanford-Universität in Kalifornien: Über 600 übergewichtige Teilnehmerinnen und Teilnehmer sollten lediglich auf Zuckerzusatz, Weißmehl, Fertigmenüs und andere stark verarbeitete Industrieprodukte verzichten. Sie nahmen daraufhin innerhalb eines Jahres sechs Kilogramm ab – ohne bewusst Kalorien zu sparen.

WARUM DIÄTEN SCHEITERN

Viele Diäten dagegen haben ein echtes Problem: Sie funktionieren. Sie funktionieren, weil sie die Insulinresistenz verringern. Wer sehr entschlossen ist, kann sogar einen über Jahre bestehenden Diabetes verschwinden lassen. Wie bitte, fragen Sie sich jetzt? Was ist denn dann das Problem? Das Problem ist, dass dadurch die Glukose wieder in den Muskeln versickert. Das Gehirn dagegen geht, weil die Anpassungsstrategie Insulinresistenz ausgehebelt wurde, leer aus.

Zur eigentlichen Bewährungsprobe wird daher nicht einmal die Diät selbst, sondern die Zeit danach. Denn obwohl man dann wieder mehr essen darf, machen quälende Heißhungerattacken das Durchhalten extrem schwer – beim Abnehmen hat immerhin noch die stetig sinkende Ziffer auf der Waage motiviert. Kein Wunder, dass bei fast allen die verlorenen Pfunde bald wieder zurück sind. Das Ganze liegt daran, dass so gut wie keine Diät dem Gehirn mit seinem Sonderbedarf Bedeutung schenkt. Dafür setzen sie oft extrem unter Druck. Beim Kaloriensparen und auf dem Laufband erbringt man so zwar vielleicht Spitzenleistungen. Doch weil das über viel Stress und Cortisol läuft, zwingt man sich schnell wieder in den hoch ungesunden Modus. Dadurch ist nichts gewonnen. Im Gegenteil: Schokolade und Sofa rufen dann erst recht zurück zur vergleichsweise vernünftigeren Lösung, um endlich wieder aus dem Stress zu finden.

Es sind aber nicht nur zu viele Kalorien und zu wenig Bewegung, die uns dick machen. In jüngster Zeit hat sich einiges mehr an unseren Lebensumständen verändert, was den Appetit und den Fettaufbau nachweislich fördern kann. Die Konzentration an Maststoffen in unserem Essen ist mit der industriellen Verarbeitung und Zubereitung von Nahrungsmitteln innerhalb kürzester Zeit regelrecht explodiert. Der wissenschaftliche und technische Fortschritt hat einstmalige Raritäten und Kostbarkeiten wie die Maststoffe Zucker und Umami-Geschmacksessenz zu günstigen Alltagsprodukten gemacht, gegen die unser Stoffwechsel nahezu machtlos ist.

Volle Kanne auf den Stoffwechsel

Folgende Faktoren torpedieren die gesunde Verwertung der Nahrungsenergie:

- ◇ die intensive Verwendung von Glutamat als Zusatzstoff (Appetitsteigerung)
- ◇ ungekannte Hefemengen in und auf dem Brot

- der gestiegene Fleischkonsum
- der Fruktosekonsum hat sich vervierfacht
- ein hoher Saft- und Limonadenkonsum
- Süßstoffe
- Zusatzstoffe mit Masteffekt
- Unmengen »Trockenfutter« wie Reiswaffeln, Popcorn, Kartoffelchips und sonstiges Knabberzeug
- isotonische Getränke zum Essen
- zu wenig (verwertbares) Magnesium
- Kunstdüngung auf den Feldern (Verschiebung des Magnesium-Kalium-Verhältnisses)
- Essen gegen den Biorhythmus
- supersüße Frühstücke
- Kohlenhydrate ohne Bremse
- unvollständige Mahlzeiten (Kohlenhydrate ohne Gemüse, Salat ohne Kohlenhydrate)
- Fleisch aus Turbogetreidemast
- viele verzweigtkettige Aminosäuren in der Nahrung
- zu wenig Niacin (B-Vitamin)
- ein zu hoher Milchkonsum bei Erwachsenen
- immer mehr »trockenes« Kochen wie Grillen, Braten, Frittieren, Backen (AGEs)
- Blutzuckerachterbahn
- unregelmäßige Mahlzeiten
- das reichhaltige Angebot an Fertigsnacks gegen den kleinen Hunger zwischendurch
- Fertiggerichte
- Schnellimbisse und Fast-Food-Restaurants
- Empfehlungen zu Kaloriensparen, Abnehmen oder Schlankbleiben durch ein Kaloriendefizit
- zu wenig Zeit im Freien (natürliches Licht fehlt)
- blaues Licht am Abend (etwa vom Smartphonebildschirm)
- eine intensive Beleuchtung nachts (Biorhythmus)
- Lärm- und Reizüberflutung

MASTOMETER: WIE IST IHR STATUS QUO?

Wer dauerhaft abnehmen will, muss vor allem seinen Stoffwechsel wieder in die natürliche Balance bringen – weg von Insulinresistenz und Energiespeicherung hin zur Verbrauchsenergie. Und das gelingt nur, indem man den Maststoffen den Kampf ansagt. Sobald man sich maststoffarm ernährt, steckt man nicht mehr im Speichermodus fest. Muskeln und Gehirn werden nicht mehr aufs Energiesparen eingeschworen. Und erst das schafft die Voraussetzung für echte Veränderung.

Mithilfe folgender Fragen können Sie sich ein erstes Bild davon machen, wie tief Sie in der Maststofffalle stecken und wie gut es mit der Versorgung mit Verbrauchsenergie läuft.

		Ja	Nein
1.	Haben Sie öfter Verlangen nach Süßem?		
2.	Gibt es öfter Situationen, in denen Sie Ihre Hände kaum von Knabberzeug lassen können?		
3.	Brauchen Sie den Soßenkick: Remoulade, Flüssigwürze oder Ketchup?		
4.	Haben Sie sichtbar zu üppige Fettdepots?		
5.	Bekommen Sie nach dem Essen bald wieder Hunger?		
6.	Snacken Sie öfter, statt zu essen?		
7.	Essen Sie mal wenig und mal Unmengen?		
8.	Versuchen Sie Kalorien zu sparen?		
9.	Sind Sie öfter hangry, also hungrig und schlecht gelaunt?		
10.	Wie steht's um Flüssighefe? Trinken Sie öfter mal ein Bier?		

		Ja	Nein
11.	Fällt es Ihnen schwer, den Tag ohne etwas Süßes zu überstehen?		
12.	Werden Sie von Pellkartoffeln, Butter, gedünstetem Fisch und Gemüse nicht (!) satt?		
13.	Verlangt es Ihnen oft nach kross Angebratenem oder Gegrilltem?		
14.	Lieben Sie zerlaufenen, angebräunten Käse auf Ofenpasta oder Pizza?		
15.	Brauchen Sie Nachtisch? Bekommen Sie nach dem Essen Appetit auf Süßes?		
16.	Haben Sie stets Flaschen mit Flüssigzucker – Fruchtsaft oder Limonade – griffbereit?		
17.	Öffnen Sie, eigentlich ungewollt, die Kühlschranktür?		
18.	Haben Sie nach dem Essen öfter das Gefühl, voll, aber nicht satt zu sein?		
19.	Gehen Sie einmal die Woche oder öfter ins Fast-Food-Restaurant?		
20.	Essen Sie oft Pizza?		
21.	Frühstücken Sie süß, mit reichlich Marmelade, Honig etc.?		
22.	Brauchen Sie Schokolade?		
Summe			

Auflösung:
Haben Sie mehr als sieben Fragen mit »Ja« beantwortet, ist die Problematik schon recht ausgeprägt.

Müssen Sie über 14 Fragen bejahen, läuft der Mastmodus auf Hochtouren. Wie Sie ganz praktisch dagegen angehen können, erfahren Sie auf den folgenden Seiten.

AUF DAS MASS KOMMT ES AN

Es geht in einer maststoffarmen Ernährung nicht darum, die über die Nahrung aufgenommene Energie möglichst einzuschränken. Statt Verzicht steht eine Verbesserung der Energieversorgung im Mittelpunkt – für den Verbrauch, nicht für die Speicherung wohlgemerkt. Maststoffe betreiben genau das Gegenteil: Sie sorgen für einen miserablen Verteilungsschlüssel, mit latenter Unterversorgung der Muskeln und übertriebener Völlerei in den Fettspeichern.

Es ist gar nicht nötig, alle in diesem Buch aufgeführten maststoffreichen Zutaten und Speisen komplett vom Teller zu verbannen. Das ist auch gar nicht möglich – und wahrscheinlich aus gesundheitlicher Sicht nicht einmal wünschenswert. Wegen einem gelegentlichen Stück Torte, einem Grillabend ab und zu oder auch mal einem ungeplanten Imbiss mit Currywurst, Pommes und Ketchup brauchen Sie sich keine Sorgen zu machen. Es geht um das, womit der Körper tagtäglich konfrontiert ist: die Dauerbe- und vor allem die Dauerüberlastung mit Maststoffen. Denn der Körper kommt irgendwann einfach nicht mehr mit dem Ausbessern hinterher, wenn immer neue Baustellen aufploppen. Die Stoffwechsellage kippt dann dauerhaft in Richtung Diabetes. Worum es geht, ist also, die Maststoffe so herunterzufahren, dass Reparatur- und Ausgleichsmechanismen des Körpers nicht von ihnen überwältigt werden.

Individuelle Grenzen

Wie hoch die Gesamtbelastung mit Maststoffen sein kann, ohne dass wir damit unserer Gesundheit schaden, ist von Mensch zu Mensch unterschiedlich und hängt stark von der individuellen Ausgangslage und dem Alter ab. Während es zum Beispiel erst einmal gar nicht so einfach ist, sich insulinresistent und übergewichtig zu essen, wird es später, wenn man erst einmal darin trainiert ist, ganz leicht. Bei Fruktose kommt dazu noch ein ausgeprägter »Gewöhnungseffekt«: Während Normalgewichtige einen Großteil dieses Zuckers gar nicht aus dem Darm aufnehmen, lassen sich Übergewichtige den Stoffwechselmanipulator selten entgehen. Auch das Verwertungsenzym, die Fruktokinase, operiert bei ihnen viel intensiver. Wenn der Stoffwechsel bereits auf eine hohe Zufuhr geeicht ist, löst die gleiche Menge des Maststoffs daher viel mehr Insulinresistenz und einen höheren Gewichtsaufbau aus. Deswegen schlagen fünf Scheiben Toast mit Marmelade zum Frühstück bei 40-Jährigen mit bereits deutlichen Fettpolstern mehr zu Buche als bei jugendlichen Normalgewichtigen. Dazu kommt, dass das Tempo der Reparationsprozesse mit den Jahren immer mehr abnimmt – und dabei geht auch noch die Fehlerquote nach oben. Mit dem Älterwerden steigen zudem die Harnsäurewerte, genauso nehmen die stummen entzündlichen Prozesse zu. Beides begünstigt ohnehin schon eine Insulinresistenz. Dementsprechend haben Maststoffe natürlich leichteres Spiel.

Wer im Hinblick auf Stoffwechselmanipulation und Insulinresistenz jahrzehntelange »Aufbauarbeit« geleistet hat, wird sich bei weit mehr maststoffreichen Lebensmitteln zurückhalten müssen. Denn auf dieser höllischen Basis können auch moderate Mengen noch wirksam ihre krank machenden und das Übergewicht fördernden Prozesse vorantreiben.

Wenn die Maststoffe jedoch gezielt und ausreichend reduziert werden, verbessert sich die gesundheitliche Situation in geradezu frappierendem Tempo. Insulinresistenz und Leberverfettung sinken in verblüffend kurzer Zeit – selbst nach jahrzehntelanger Überbelastung. Der Mastmodus lebt schließlich davon, dass er ständig neu angeheizt wird – mit noch mehr Maststoffen. Ohne sie wird aus lodernden Flammen bald ein Glimmen, das dem Organismus nur noch einen Bruchteil der gesundheitlichen Probleme bereitet und den Aufbau von Energiereserven herunterfährt.

Maststoffe zu verringern ist einfacher, als es zunächst erscheint. Sie neigen nämlich dazu, sich in bestimmten Gerichten zu versammeln. Mit einer Kombi aus Schnitzel mit Pommes, Ketchup, Bier und Nachtisch hat man mit einem Ma(h)l fast das ganze Programm zu sich genommen: Zucker, Nukleotide, Glutamat, Hefe, »verirrte« Glukose, Transfette, AGEs, Zusatzstoffe …

Die beliebtesten Maststoffbomben

	N°1	N°2	N°3	N°4	N°5	N°6
	Umami	Fruktose	Süßstoffe	Verirrte Glukose	Masteiweiß und Transfette	AGEs
Maststoffikonen – wo man es schon vermutet						
Grillhähnchen	+					+++
Chicken Nuggets	++			+	++	+++
Fischstäbchen	++			+	++	+++
Speck, knusprig	++					+++
Cheeseburger	++			+	++	+++
Bratwurst	++				+	+++
Pommes				++	+++	++
Ketchup	+++	+++		++		+
Pizza	++	+		+		+++
Schmelzkäse	+				+++	++
Tütensuppe	+++*					
(Würz-)Soßen	+++	+	+			
Marmelade		+++		++		
Limonade		+++*		+++*		
Schokolade		+++		++		
Kekse		+++		+++	++	+
Süßigkeiten		+++	+	+++		
Knabberzeug	+++	+		+++	++	+

	N°1	N°2	N°3	N°4	N°5	N°6
Maststoffikonen – inkognito						
Gemüseaufstrich	+++					
Gebratener Tofu	+				++	+++
Hefe-Vollkornbrot	++			++		
Blütenhonig		+++		++		
Fruchtaufstrich, zuckerreduziert		++		++		
Frühstückszerealien mit Milch		++		++	++	
Crunchy-Bio-Müsli		++		++	++	+
Fruchtsaft (100 %)		+++*		+++*		
Bio-Trockenfrüchte		+++		++		+
Überwiegend Getreide-Bohnen-Kost				++	++	
Maststoffminis						
Frisches Obst		+				
Frisches Gemüse (kombiniert mit Kohlenhydraten)	+					

* eventuell mit Schockeffekt, da in Flüssigform

Unglücklicherweise sind viele der extremen Maststoffbomben ausgesprochen beliebt. Dann tröstet vielleicht, dass man sie ja noch hin und wieder genießen kann – aber eben so, wie man auch ein Stück Sahnetorte genießen würde. Es hilft auch schon, ein anderes Menü oder eine andere Zubereitung zu wählen, um einen Großteil der Maststoffbelastung zu reduzieren.

Maxit-Alternativen: Problemspeisen entschärfen

Schlimme Belastung	Hohe Belastung	Kompromiss	Prima
Spiegelei		Rührei	Ei gekocht oder poschiert
Grillen		Fleisch vor dem Grillen lange marinieren; nicht allzu dunkel grillen	
Chicken Nuggets		Hähnchen mariniert und geschmort	
Fischstäbchen			marinierter + gedünsteter Fisch
Panierter Lachs (mit Knusper-kruste)	Lachs gebraten	Lachs mariniert, angebraten und abgelöscht	Lachs mariniert oder gedünstet; Räucherlachs
Kroketten (paniert)	Pommes frites	Bratkartoffeln in gutem Fett und nicht so kross gebraten	Pellkartoffeln, Salzkartoffeln
Pizza		Käse erst kurz vor Ende des Backprozesses zum Schmelzen aufgelegt (kein Industriekäse, sondern Mozzarella, eventuell Parmesan frisch gerieben); keine kross gebrannte Salami oder Schinken (Backzeit!)	Pasta & gekochte Soße
Schmelzkäse			Käse

Schlimme Belastung	Hohe Belastung	Kompromiss	Prima
	Hefebrot		Echtes Sauerteigbrot
	Marmelade	Frische Früchte mit etwas (Trauben-) Zucker	Frische Früchte
	Joghurt mit Fruchtzubereitung		Joghurt mit frischen Früchten
	Kekse und Kuchen	Kekse, weniger süß und mit Traubenzucker gebacken, dazu Trinken nicht vergessen!	
Kartoffelchips, Käsechips		Salzige Cracker ohne Zusatzstoffe; Trinken nicht vergessen!	Nüsse
Ungefiltertes Bier	Gefiltertes Bier (klar)		Wein (in Maßen), Weinschorle, Mineralwasser
Limonade	Fruchtsaft	Frisch gepresster Saft; unbedingt langsam trinken!	Smoothie aus ganzem Fruchtfleisch – langsam getrunken
	Milchkaffee oder Latte Macchiato mit Frischmilch	Cappuccino mit ultrahocherhitzter Milch oder wenig heißer Milch	Kaffee mit Schuss Milch oder Sahne

Lieblingsspeisen entschärfen

Selbst dem, der einen besonders langen Weg vor sich hat, bleibt ein Gestaltungsspielraum für heiß geliebte Problemkandidaten. Ohnehin ist nur ein schrittweises Zurückfahren sinnvoll.

Weil die Gesamtbilanz entscheidend ist, kann ein Marmeladenliebhaber seiner Neigung in Maßen nachgehen, wenn er sich dafür bei anderen Maststofftypen doppelt zurückhält. Das Gleiche gilt beispielsweise für das abendliche Bier. Oft gelingt es auch, die Belastung durch einen geliebten Maststoffspender mit einfachen Maßnahmen zu reduzieren. Zum Beispiel indem man beim Backen weniger Zucker verwendet oder Haushaltszucker durch Traubenzucker ersetzt.

Maststoffreich versus maststoffarm

Maststoffreich	Maststoffarm
Frühstück	
◇ Speck	◇ (echter) Kochschinken
◇ Spiegelei	◇ gekochtes Ei, Rührei
◇ Hefebrötchen, Toast	◇ Natursauerteigbrot (moderate Mengen)
◇ Crunchy-Müsli	◇ Räucherlachs
◇ Frühstückszerealien	◇ Matjes (ohne Haut)
◇ Marmelade	◇ Roastbeef
◇ Honig	◇ Mineralwasser
◇ Sirup	◇ Kaffee oder Tee mit einem Schuss Sahne oder Milch
◇ Orangensaft, Fruchtsaft	◇ Salatblätter
◇ Milchkaffee & Zucker	◇ Tomaten
◇ Süßstoff	◇ etwas frische Früchte
◇ Marmite, Hefeaufstrich	◇ Sauerrahmbutter
◇ Gemüseaufstrich	

Maststoffreich	Maststoffarm
Mittagessen	
◇ Schnitzel, Kroketten, Fertigsoße, Bier ◇ Bratwurst, Pommes und Ketchup ◇ Ofennudeln mit geschmolzenem Käse ◇ Pizza ◇ glutamatreiche Asiagerichte ◇ Burger ◇ Bratkartoffeln ◇ Fertigmenüs ◇ Bratensoße ◇ Fertigsoße ◇ Salatdressing ◇ Brühwürfel ◇ Großer Salat, wenig Kohlenhydrate ◇ Nachtisch, Dessert ◇ Limonade, Milchshake ◇ Diät-Limo	◇ geschmorter Hühnerschenkel, Kartoffeln, Gemüsebeilage, Mineralwasser ◇ Nudeln mit gekochter Soße ◇ Fleisch, Reis, Gemüse ◇ Selbstgekochtes, ohne halbfertige Präparationen der Industrie ◇ Salatsoße selbst gemacht (mögl. Zutaten z. B. Zitrone, Olivenöl, Joghurt, Sahne, frische Kräuter, Gewürze) ◇ ohne Nachtisch, oder Früchte als Nachtisch ◇ Mineralwasser ◇ Tee
Zwischenmahlzeit	
◇ Schokoriegel, Müsliriegel ◇ Apfel, Früchte pur ◇ Karotte pur ◇ Trockenfrüchte ◇ Latte Macchiato und Kuchen ◇ Kaffee oder Tee mit Zucker oder Süßstoff	◇ Scheibe Sauerteigbrot mit Käse, Tomate und Basilikum ◇ Scheibe Sauerteigbrot mit Camembert und Trauben ◇ Joghurt mit frisch geschnittenen Früchten ◇ Kaffee oder Tee mit einem Schuss Milch oder Sahne

Maststoffreich	Maststoffarm
Abendbrot	
◇ Hefebrot ◇ Hefepaste ◇ Gemüseaufstrich ◇ fertige Feinkostsalate ◇ Wurst mit Zusatzstoffen, Formschinken ◇ Schmelzkäse ◇ Anchovispaste ◇ Bier ◇ Fruchtsaft	◇ Sauerteigbrot & Sauerrahmbutter ◇ Tomatenscheiben, weiteres Gemüse ◇ Oliven ◇ Früchte ◇ Roastbeef ◇ Schinken, Salami, Käse ◇ Wein, Weinschorle ◇ Mineralwasser
Knabbereien	
◇ Chips, Flips, Brezel, Popcorn, Limonade ◇ Schokolade	◇ Nüsse (prima: Cashew) ◇ zuckerarme Kekse mit Traubenzucker gebacken

BESSERE (VERBRAUCHS-) ENERGIEVERSORGUNG

Maststoffarm essen bedeutet nicht, dass es weniger schmeckt. Im Gegenteil: Es schmeckt besser. Schließlich ist das heutige Maststoffbombardement ja genau dem Geschmacksverlust geschuldet, den die Verlagerung der Nahrungszubereitung von der Küche in die Fabrikhallen und Imbissen dieser Welt mit sich brachte. Maststoffe sind Gaumentäuscher erster Klasse, die selbst das billigste Essen noch schmackhaft machen. In Fast-Food-Restaurants wird das Ganze auf die Spitze getrieben: Industriell vorgefertigtes und dabei verödetes Essen wird mit Maststoffen aufgeladen. Es muss nicht einmal mehr gekocht, sondern nur noch auf Temperatur gebracht werden. Diese Präparationen leben vom schrillen Kitzel auf der Zunge, der das Fehlen von wirklich gutem Geschmack übertönt.

Hungern ist tabu!

Mit dem ersten Schritt, die größten Maststoffbomben im Essen möglichst bald drastisch zu reduzieren, ist schon viel erreicht. Doch wenn die Insulinresistenz weiter zurückgeht, fällt mit der Insulinresistenz irgendwann der Anpassungsmechanismus weg, der notdürftig Energie zum Gehirn hochtrickst. Ab da kann es sehr schwierig werden, den Konsum der ungesunden Maststoffe weiter zu reduzieren.

Eine der Grundregeln lautet daher zu essen, bevor der große Hunger kommt und – noch wichtiger – bevor eine Unterzuckerung entsteht. Die Unterversorgung mit Glukose löst nämlich ein starkes Verlangen nach Maststoffen aus.

Leider sind heute aber allzu oft Hunger und Unterzuckerung Taktgeber bei Essenszeiten und -auswahl. Obwohl wir schon leicht »hangry« sind, wollen wir noch schnell dieses oder jenes erledigen. Je länger wir dabei das Essen hinauszögern, vielleicht sogar in der Hoffnung, so Kalorien zu sparen, desto süßer und maststoffreicher werden die Essensfantasien. Wer es nicht glaubt, vergleiche nur einmal, was im Einkaufskorb landet, wenn man hungrig in den Supermarkt geht – und was, wenn man satt einkaufen geht.

Wer gleich etwas isst, wenn der Blutzucker sinkt, dem reicht ein Käsebrot mit Weintrauben. Später muss es dagegen ein Schokoriegel sein. Wird auch dem scheinbar vorbildlich Widerstand geleistet und werden »tapfer« weiter alle Signale des Körpers ignoriert, geht unter einer halben Tafel Schokolade gar nichts. »Das ist gut gegen den Stress«, denken viel dann. Und ja, das ist auch richtig. Nur dass der Stress selbst gemacht ist – durch Glukosemangel im Gehirn. Mit Käsebrot und Trauben wäre es gar nicht erst so weit gekommen. Wir brauchen gar keine Kalorien zu sparen, wir müssen sie nur clever nutzen. Und dabei helfen, so altbacken es auch klingt, regelmäßige Essenszeiten. Und natürlich müssen wir auch die Ressourcen dafür bereitstellen: Aufmerksamkeit, Zeit, Organisation und Proviant.

EIN HOCH AUF DIE KÜCHE

Man muss kein Ernährungsexperte werden, um möglichst maststofffrei zu essen. Es genügt, sich daran zu erinnern, wie früher gegessen wurde: Kohlenhydrate wurden mit Gemüse kombiniert. Der Sauerteig fürs Brot meisterhaft geführt. Man setzte sich zu festen Zeiten gemeinsam an den Tisch …

Traditionellen Ernährungsweisen sind das Ergebnis jahrhunderte- oder sogar jahrtausendelanger Schwarm-Ernährungsinstinkt-Intelligenz – und viele der heutigen Probleme Folge der Geringachtung dieses tradierten Wissens. Unser Essen wird zu immer größeren Anteilen industriell zubereitet. Fraglos lässt sich so manches dieser Produkte, wie passierte Tomaten oder Sauerkraut, tadellos so herstellen. Es wäre falsch, pauschal alles, was aus der Industrie stammt, abzulehnen. Das Kochen und Gären in größeren Töpfen und Tanks kann der aufwendigen heimischen Herstellung ebenbürtig und so manches Mal sogar überlegen sein. Aber frisch zubereitete Gerichte durch Konservenimitate zum Aufwärmen zu ersetzen, ist ein Widerspruch in sich. Ohne den tiefen Griff in die Trickkiste funktionieren diese Produkte im Regelfall nicht.

Wenn Maststoffe in der Ernährung entscheidend reduziert werden sollen, muss die Küche »zurückerobert« werden. Es geht dabei nicht um »Sterneküche«, sondern um bodenständiges Kochen, um altes Handwerk mit hochwertigen Zutaten. Das gelingt auch mit einfachen, schnellen Rezepten. Zudem kann mit guter Organisation selbst ein scheinbar zeitaufwendiges Schmorgericht nebenbei vor sich hin köcheln, während man selbst anderen Tätigkeiten nachgeht. Außerdem kann man sich die Aufgaben in der Küche teilen – und dann gemeinsam essen.

Denn am Kochen an sich führt kein Weg vorbei, unterhalb eines gewissen Minimums geht es nicht. Einfach die Packung aufzureißen und die Mikrowelle oder den Backofen anzuschmeißen, mag bequem sein. Doch zu welchem Preis?

Grundsätzlich muss, wer sich maststoffarm ernähren will, dem Essen wieder Wert und Zeit einräumen. Es bedeutet keinen Verlust an Zeit oder gar Unabhängigkeit, sich Räume fürs Kochen, fürs Essen und für die Selbstwahrnehmung zu schaffen. Ganz im Gegenteil: Wir gewinnen damit die Souveränität über unser Essen zurück. Wenn wir selbst kochen, können wir dem Bann der Maststoffe entkommen. Wir können wieder selbst bestimmen, was wir essen – und wie viel. Vor allem aber kann unser Stoffwechsel endlich wieder »durchatmen«.

Für alle, die das Kochen outsourcen wollen (oder müssen), lohnt es sich, im Restaurant kritisch nachzufragen – wenn sich das nach einem Blick auf die letzten Seiten der Speisekarte, dort, wo mögliche Zusatzstoffe aufgeführt sind, nicht ohnehin erübrigt. Denn in der modernen Gastronomie wird ebenfalls viel mit Vorprodukten, Fertigsoßen oder sogar ganzen Menüs aus der Industrie gearbeitet. Es gibt jedoch auch Siegel für Restaurants, die nach traditionellen Regeln kochen wie »Euro-Toques« oder »Slow Food«. Doch selbst hier kann man durchaus in die Maststofffalle tappen. Stichwort knusprige Speckschwarte auf dem Schweinebraten oder gebräunte Ofenlasagne. Auch die Seite mit den Desserts kann man im Regelfall gleich umblättern.

ANTI-MASTSTOFF-TRICK

Sie essen oft außer Haus? Achtung, hier ist die Maststoffbelastung oft besonders hoch. Wer auf Nummer sicher gehen will, wählt …

- ◇ *Pasta statt Pizza oder Ofennudeln*
- ◇ *Reis statt Pommes oder Kroketten*
- ◇ *Schmorfleisch statt Schnitzel*
- ◇ *gekochte Gerichte statt gebackene, gebratene oder gegrillte*
- ◇ *verzichtet auf Nachtisch*

PRAKTISCHE UMSETZUNG

Hauruckmaßnahmen sind immer schwer – und der Erfolg deshalb meistens nicht von langer Dauer. Das gilt auch für den Maststoffausstieg. Zielführender, als von heute auf morgen alle Gewohnheiten über Bord zu werfen, ist, sich schrittweise und aufmerksam aus dem »Paradies« zurückzuziehen – die Energieversorgung des Gehirns immer im Blick. Fraglos braucht es auch dazu Disziplin. Das heißt aber nicht, dass man den Alarmsignalen einer Unterzuckerung ständig Widerstand leisten soll. Wer standhaft versucht, nichts zu essen, weckt schließlich erst recht das Maststoffmonster in sich.

Beim Ausstieg aus dem Maststoffparadies gibt es auch keine festen Regeln, was wann wovon gegessen werden darf – und wie viel. Aus gutem Grund, denn dabei spielen neben individuellen kulinarischen Vorlieben auch äußere Umstände und die ganz persönlichen Ziele eine Rolle. Die Aufführungen auf den nächsten Seiten sind daher nur als Anregung zu verstehen. Sie sollen lediglich helfen, den für sich passenden Plan zu entwickeln.

In erster Linie geht es um eine wachsende Selbstwahrnehmung, insbesondere bezüglich der Energieversorgung und des Maststoffverlangens. Wir müssen (wieder) lernen zu erkennen, was unseren Bedürfnissen zugrunde liegt, um sie möglichst gesund stillen zu können. Ein allzu starrer Plan wäre da kontraproduktiv. Ein positiver Nebeneffekt des Ganzen: Der permanente Kampf entfällt. Man muss weder hungern noch sich ständig alles verkneifen. Das Gehirn bekommt, was es braucht, und kann zufrieden vor sich hin »schnurren« – keine Spur von Gereiztheit oder Heißhungerattacken.

Die Phasen der Umstellung zu einer gesunden, maststoffarmen Ernährung können beispielsweise wie folgt aussehen:

VORBEREITUNGSPHASE

Schritt 1: Schonungslose Analyse

Schwerpunkt: Den Maststoffgehalt im gegenwärtigen Nahrungsangebot abschätzen.

◇ Wie ist Ihr Status quo? Wie maststoffreich essen Sie? Was sagt das Mastometer (siehe ab Seite 226)?

◇ Wie viele Zutaten in der Küche sind maststoffreich? Sortieren Sie den Inhalt des Kühl- und Küchenschranks nach maststoffarm und maststoffreich. Wovon gibt es mehr?

◇ Wie maststoffreich sind die Gerichte, die Sie kochen?

◇ Wie viel Zucker konsumieren Sie (wirklich!)? Fruchtjogurt? Eis? Schokolade?

◇ Wie oft essen Sie Fertigmenüs?

◇ Wie maststoffreich ist das Essen, das Sie außer Haus verzehren?

Schritt 2: Organisation

Schwerpunkt: Vorbereitend ein beständiges Angebot an maststoffarmen Speisen sicherstellen (elementar, um Maststoffverlangen und instinktiver Verhaltensfehlsteuerung vorzubeugen).

◇ Schreiben Sie auf, was Sie beispielsweise zum Frühstück, Mittagessen und Abendbrot essen könnten (Anregungen siehe Seite 141).

◇ Suchen Sie gegebenenfalls ein paar Rezepte heraus, die Sie mit akzeptablem Zeitaufwand zubereiten können.

◇ Schaffen Sie entsprechende Vorräte an. Klären Sie bei Frischware, was wo erhältlich ist.

◇ Klären Sie die Brotfrage: Wollen Sie selbst backen oder suchen Sie einen Bäcker, der echtes Sauerteigbrot ohne Hefezusatz produziert?

- ◇ Wenn Sie außer Haus essen, sichten Sie das Angebot auf maststoffarme Angebote und suchen Sie eventuell geeignete Alternativen.
- ◇ Organisieren Sie für den kleinen Hunger, die »Blutzuckerdelle« zwischendurch, maststoffarme Lösungen – jenseits von Schokoriegel oder Kaffee mit löffelweise Zucker.
- ◇ Räume Sie alle maststoffreichen Speisen weg – am besten verschenken Sie sie an Nachbarn oder Freunde. Was man nicht sieht, lockt auch nicht so sehr.
- ◇ Auf welche maststoffreichen Speisen möchten Sie nicht verzichten? Wie könnte hier ein Kompromiss aussehen?
- ◇ Was ist Ihr Ziel?
- ◇ Passt es gerade, mit der Ernährungsumstellung zu beginnen, oder haben Sie gerade viel Stress? Wenn ja, wann wäre ein guter Startzeitpunkt?

UMSETZUNGSPHASE

Schritt 3: Tages-Essrhythmus etablieren

Schwerpunkt: Höhenflüge und Tiefenstürze der Blutzuckerachterbahn abschwächen.

- ◇ Frühstücken Sie – und zwar herzhaft. Halten Sie sich bei Kohlenhydraten eher zurück und reduzieren Sie Marmelade und Honig drastisch.
- ◇ Etablieren Sie regelmäßige Essenszeiten und warten Sie nicht ab, bis Sie unterzuckern.
- ◇ Süßes zwei Stunden vor einer richtigen Mahlzeit ist tabu.
- ◇ Schulen Sie die Wahrnehmung und essen Sie präventiv, bevor der Blutzucker im Keller ist: Lieber etwas Ungesundes als gar nichts (gegebenenfalls Organisation und Vorräte nachbessern).
- ◇ Trinken Sie stets Wasser vor dem und zum Essen.

Schritt 4: Die schlimmsten Maststoffe aus dem Spiel nehmen

Schwerpunkt: Maststoffschocker stark einschränken.

- Drosseln Sie Flüssigmaststoffe wie Limonade, Fruchtsaft und Bier wegen ihres Knalleffekts stark.
- Schränken Sie Ihren Frischmilchkonsum ein.
- Verbannen Sie hefehaltige Aufstriche.
- Halbieren Sie den Zuckerkonsum (auch auf versteckte Zucker achten).
- Nehmen Sie Abschied von Chips.
- Marinieren Sie Fleisch vor der Zubereitung (Zeit einplanen!).
- Essen Sie oft außer Haus, sollten auch diese Speisen (zumindest in den meisten Fällen) weniger maststoffreich sein als bisher.

Schritt 5: Auf weitere Maststoffe verzichten

Schwerpunkt: Ausschleichen weiterer Maststoffquellen bei bereits stabilerem Blutzucker.

- Essen Sie immer mehr Produkte aus handwerklich korrekter Herstellung (selbst gemacht oder gekauft).
- Machen Sie unerwünschte Zusatzstoffe ausfindig und lassen Sie entsprechende Produkte im Regal liegen.
- Erhöhen Sie deutlich Ihren Gemüsekonsum.
- Verzehren Sie Kohlenhydratreiches wie Reis und Nudeln möglichst nur in Kombination mit Gemüse.
- Essen Sie Zuckerhaltiges nur noch gelegentlich.
- Genießen Sie Limonade und Säfte nur noch zu besonderen Anlässen. Am besten verdünnen Sie sie auch noch mit (Mineral-)Wasser.
- Trinken Sie Wein(-Schorle) statt Bier.
- Schulen Sie die Wahrnehmung für die eigene Sättigung und hören Sie auf zu essen, wenn Sie genug haben.

ZWÖLF MAXIT-GRUNDREGELN

1. Kein übermäßiger Ehrgeiz! Kämpfen Sie Verlangen nicht nieder, sondern versuchen Sie die Bedürfnisse Ihres Körpers besser zu verstehen. Dann können Sie gesünder darauf antworten.

2. Denken Sie nicht schwarz-weiß. Es geht ums Maß.

3. Es kommt nicht auf die kleinen »Sünden« ab und zu an, sondern auf die tagtägliche Belastung.

4. Frühstücken Sie herzhaft und kohlenhydratmoderat: Ei, Käse, Räucherlachs und statt Weißbrot dünne Scheiben Sauerteigbrot ohne Hefe.

5. Planen Sie regelmäßige Mahlzeiten ein.

6. Essen Sie präventiv, anstatt den Hunger möglichst lange auszuhalten.

7. Versuchen Sie Unterzuckerung frühzeitig wahrzunehmen und gewöhnen Sie sich ab, ihr »heldenhaft zu widerstehen.

8. Gehen Sie nicht hungrig oder hangry einkaufen.

9. Schulen Sie Ihre Selbstwahrnehmung: Sind Sie öfter hangry? Verspüren Sie ein Maststoffverlangen?

10. Verstehen Sie aufkommendes Maststoffverlangen als Hinweis, dass die Versorgung mit Verbrauchsenergie verbessert werden muss.

11. Billigen Sie dem Essen und der Nahrungszubereitung Zeit und Aufmerksamkeit zu.

12. Halten Sie stets ein abwechslungsreiches Angebot an maststoffarmen Speisen bereit.

DAS HILFT NOCH BEIM ABNEHMEN

Es fällt sehr viel leichter, das Maß an Maststoffen zu reduzieren, wenn wir nicht immer wieder in Situationen geraten, in denen wir ein besonders starkes Verlangen nach ihnen haben. Daher lohnt es sich, neben den Ernährungsgewohnheiten auch ein paar andere Alltagsroutinen zu überdenken, die uns schneller in die Maststofffalle tappen lassen, als uns lieb ist.

Lichtmanagement

Licht steuert unseren Stoffwechsel, ist Taktgeber in unserem Biorhythmus und bestimmt so auch den Spiegel der Hormone, die über Hunger und Sättigung, Verbrauchen oder Sparen mitbestimmen. Nutzen Sie das!

◇ Schlafen Sie in einem gut abgedunkelten Zimmer. Je heller es ist, desto weniger schüttet der Körper das »Schlafhormon« Melatonin aus – dafür aber mehr aktivierende Hormone. Melatonin sorgt nicht nur für eine angenehme Nachtruhe. Es ist auch ein starkes Antioxidans: Schon die normale Menge kann reichen, um den Stress der Harnsäure an den Mitochondrien zu unterbinden. Je mehr davon im Blut schwimmt, desto besser.

◇ Aktivieren Sie auf dem Smartphone und Notebook abends einen Blaufilter, das Bildschirmlicht behindert sonst ebenfalls die Ausschüttung des Erholungsbotenstoffs Melatonin. Aus demselben Grund hat auch das TV-Gerät nichts im Schlafzimmer zu suchen.

◇ Verbringen Sie in der dunkleren Jahreszeit möglichst viel Zeit im Freien. Tageslicht erhöht den Spiegel des Stimmungshormons Serotonin im Gehirn. Das beugt extrem effektiv dem Kohlenhydratverlangen vor.

◇ Schaffen Sie sich eventuell eine Tageslichtlampe an, um ausreichend vom Stimmungsaufheller Licht zu tanken.

Schlaf

Sorgen Sie für ausreichend Schlaf und versuchen Sie spätestens um 23 Uhr ins Bett zu gehen. Vor Mitternacht wird im Tiefschlaf mehr Wachstumshormon ausgeschüttet. Und das fördert nicht nur den Aufbau und die Reparatur von Körpersubstanz, sondern verbraucht auch jede Menge Energie. Praktisch für alle, die gerne ein paar Pfunde abnehmen wollen.

Stressabbau

Stress, vor allem psychosozialer, erhöht den Glukosebedarf. Ist der Verteilschlüssel zwischen Gehirn und Fettdepots ungünstig, müssen viele Extrakalorien und Extramaststoffe gegessen werden, damit das Gehirn auf seine Kosten kommt. Das Gros davon geht in die Fettdepots. Entspannungsmethoden können daher sehr wirksam mithelfen, das Maststoffverlangen zu verringern. Am besten schieben Sie einmal täglich eine Entspannungsübung ein – ganz gleich, ob Tai-Chi, Yoga oder Body Scan. Auch der Aufenthalt im Grünen hat eine extrem entspannende Wirkung und senkt – so das Ergebnis einer Studie – messbar das Verlangen nach Süßem.

Bewegung

Sport hilft beim Abnehmen selbst nur wenig, stabilisiert aber das Ergebnis. Vor allem aber verbessert er die Herz-Kreislauf-Gesundheit, baut Stress ab und wirkt antientzündlich. Selbst ein zügiger Spaziergang bringt schon viel.

Der positive Effekt von Bewegung auf die Figur beruht vor allem auf dem Erhalt beziehungsweise dem Aufbau von Muskelmasse sowie der Bildung von mehr Mitochondrien. Beides erhöht den Energieverbrauch in Ruhe. Lassen Sie sich also nicht davon leiten, was der Kalorienzähler auf dem Laufband oder der Pulsuhr anzeigt. Vieles, was davon verbraucht wird, wird bald nachgeliefert, denn Sport macht hungrig. Übermäßiger Ehrgeiz ist ohnehin nicht wünschenswert und kann sogar gegenteilig wirken, wenn er in Stress ausartet. Dann springen nämlich schnell wieder alte Maststoffmuster an. Zudem jagt Überanstrengung die Harnsäurebildung nach oben.

Wer abnehmen will, trainiert am besten morgens vor dem Frühstück. Weil über Nacht die körpereigenen Glukosespeicher weitgehend aufgebraucht wurden, muss der Körper zu dieser Zeit nämlich gleich die Fettverbrennung hochfahren, um die erforderte Leistung zu bringen.

Gesündere »Aufputschmittel«

Harnsäure hat eine anregende Wirkung. Das ist wohl ein weiteres Motiv für unsere ausgeprägte Maststoffliebe – insbesondere für herzhafte Umami-Maststoffe. Besser für den Stoffwechsel (und die Figur) sind aber schwarzer Tee oder Kaffee, die aufgrund ihrer Inhaltsstoffe ebenfalls stimulierend wirken und dazu auch noch reich an Antioxidantien sind. Kaffee senkt sogar die Harnsäure und halbiert das Diabetesrisiko. Dass man diese Wirkung torpediert, wenn man massenhaft Zucker in die Tasse löffelt, versteht sich vermutlich von selbst.

GANZ KURZ NOCH ZUM SCHLUSS

Die Wahrscheinlichkeit, dass die Lebensmittelindustrie in absehbarer Zeit auf maststoffarme Kost umstellt, ist leider mehr als gering. Umso wichtiger ist es, die verschiedenen Maststofftypen zu kennen und alle (!) schrittweise zu reduzieren. Nur so ist es möglich, die Belastung massiv herunterzufahren, Maststoffhopping zu umgehen und die Regeneration des Stoffwechsels einzuleiten und damit wieder schlanker zu werden – dauerhaft, gut gelaunt und vor allem gesund.

Die sechs Maststofftypen im Überblick

Typ	Formen	Bedeutende Quellen	
N° 1: Umami	◇ Glutamat ◇ Nucleotide ◇ Hefe	◇ Hefeextrakt ◇ Brühwürfel ◇ Flüssigwürze ◇ Sojasoße ◇ Fischsoße ◇ Organfleisch ◇ Haut ◇ viel Fleisch ◇ Hefeaufstrich ◇ Gemüse-aufstrich ◇ Hefebrot ◇ Hefegebäck ◇ Rohschinken ◇ Meeresfrüchte ◇ Shiitake-Pilze ◇ Champignon ◇ Hühner-bouillon	◇ Fertigsuppe ◇ Fertigmenüs ◇ Tütensuppe* ◇ Ketchup ◇ Knabberzeug/ Chips ◇ Salatsoßen ◇ Bratensoßen ◇ Bier, vor allem ungefiltertes ◇ getrocknete Tomaten ◇ Tomatensoße ◇ Parmesankäse ◇ Anchovis ◇ Austern ◇ Algen
N° 2: Fruktose	◇ Fruchtzucker ◇ Haushalts-zucker	◇ Sirup (Ahorn, Dattel etc.) ◇ Fruchtsirup ◇ Honig ◇ Trocken-früchte ◇ Süßigkeiten ◇ Schokolade ◇ Eiscreme ◇ Limonade	◇ Fruchtsäfte ◇ Kekse ◇ Kuchen ◇ Marmelade ◇ Fertigsoßen ◇ Ketchup ◇ Frühstücks-zerealien ◇ Weingummi ◇ Salatdressings

Typ	Formen	Bedeutende Quellen	
N° 3: Süßstoffe	◇ Süßstoffe ◇ Zusatzstoffe mit Masteffekt	◇ Tafelsüße ◇ Diätprodukte ◇ Speiseeis ◇ Desserts ◇ Instantprodukte	◇ Süßwaren ◇ Kaugummi ◇ Konservierungsmittel in Brot
N° 4: Glukose	◇ Trockenglukose ◇ ungebremster Glukoseanstieg ◇ gestörte Glukoseverwertung (Magnesium)	◇ Chips, Cracker ◇ Popcorn ◇ Reiswaffel pur ◇ Kekse, Kuchen	◇ Schokolade ◇ Essen ohne Trinken ◇ Brot ohne Butter/Pasta ohne Öl
N° 5: Eiweiße & Transfette	◇ Milchexosomen ◇ BCAAs ◇ Transfettsäuren	◇ Frischmilch ◇ Latte Macchiato ◇ Fleisch aus Getreidemast ◇ Ernährung einseitig mit Getreide, Soja, Nüssen	◇ Frühstückszerealien mit Milch ◇ Fertiggebäck (mit teilgehärteten Fetten) ◇ frittiertes Fast Food, Pommes
N° 6: AGEs	◇ AGEs ◇ ALEs	◇ Brathähnchen ◇ Chicken Nuggets ◇ Fischstäbchen ◇ Grillhähnchen ◇ Gegrilltes ◇ gebratener Speck ◇ Bratwurst ◇ Spiegelei	◇ geschmolzener Käse ◇ Tofu sautiert ◇ Crunchy-Müsli ◇ Croissant ◇ Hamburger ◇ Cheeseburger ◇ Pizza

BÜCHER ZUM WEITERLESEN

Lustig, Robert: *Die bittere Wahrheit über Zucker. Wie Übergewicht, Diabetes und andere chronische Krankheiten entstehen und wie wir sie besiegen können.* Riva, München (2016)

Peters, Achim: *Das egoistische Gehirn. Warum unser Kopf Diäten sabotiert und gegen den eigenen Körper kämpft.* Ullstein, Berlin (2012)

Pollan, Michael: *Kochen. Eine Naturgeschichte der Transformation.* Kunstmann, München (2015)

Wrangham, Richard: *Feuer fangen. Wie uns das Kochen zum Menschen machte – eine neue Theorie der menschlichen Evolution.* Deutsche Verlags-Anstalt; Stuttgart (2009)

QUELLEN ZU DEN STUDIEN

Diabetogene Stoffwechsellage als Bioprogramm zum Fettaufbau

Johnson, R. J. (2012): *The Fat Switch: Learn what causes obesity and simple methods to fight it.* USA: Mercola.com.

Johnson, R. J., Stenvinkel, P., Martin, S. L., et al. (2013): *Redefining metabolic syndrome as a fat storage condition based on studies of comparative physiology.* Obesity, 21(4), 659–664.

Diabetes: Fett weitere Folge, nicht Ursache; Diabetes umkehren

Fabbrini, E., Tamboli, R. A., Magkos, F., et al.: *Surgical removal of omental fat does not improve insulin sensitivity and cardiovascular risk factors in obese adults.* Gastroenterology 2010; 139(2): 448–455.

Hallberg, S. J., Gershuni, V. M., Hazbun, T. L., et al. (2019): *Reversing type 2 diabetes: A narrative review of the evidence.* Nutrients, 11(4), 766.

Traditionelle vs. moderne Ernährung: Fettaufbau & Diabetes

Mozaffarian, D., Hao, T., Rimm, E. B., Willett, W. C., & Hu, F. B. (2011): *Changes in diet and lifestyle and long-term weight gain in women and men.* New England Journal of Medicine, 364(25), 2392–2404.

O'dea, K. (1984): *Marked improvement in carbohydrate and lipid metabolism in diabetic Australian Aborigines after temporary reversion to traditional lifestyle.* Diabetes, 33(6), 596–603.

Ravussin, E., Valencia, M. E., Esparza, J., et al. (1994): *Effects of a traditional lifestyle on obesity in Pima Indians.* Diabetes Care, 17(9), 1067–1074.

Sampey, B. P., Vanhoose, A. M., Winfield, H. M., et al. (2011): *Cafeteria diet is a robust model of human metabolic syndrome with liver and adipose inflammation: comparison to high-fat diet.* Obesity, 19(6), 1109–1117.

Schulte, E. M., Avena, N. M., & Gearhardt, A. N. (2015): *Which foods may be addictive? The roles of processing, fat content, and glycemic load.* PloS one, 10(2), e0117959.

Schulz, L. O., Bennett, P. H., Ravussin, E., et al. (2006): *Effects of traditional and western environments on prevalence of type 2 diabetes in Pima Indians in Mexico and the US.* Diabetes Care, 29(8), 1866–1871.

Glutamat, Nucleotide & Umami

He, K., Zhao, L., Daviglus, M. L., et al. (2008): *Association of monosodium glutamate intake with overweight in Chinese adults: the INTERMAP Study.* Obesity, 16(8), 1875–1880.

Hermanussen, M., Tresguerres, J. A. F. (2005): *A new anti-obesity drug treatment: first clinical evidence that, antagonising glutamate-gated Ca2+ ion channels with memantine normalises binge-eating disorders.* Economics & Human Biology, 3(2), 329–337.

Kaneko, K., Aoyagi, Y., Fukuuchi, T., et al. (2014): *Total purine and purine base content of common foodstuffs for facilitating nutritional therapy for gout and hyperuricemia.* Biological and Pharmaceutical Bulletin, b13-00967.

Ninomiya, K. (1998): *Natural occurrence.* Food Reviews International, 14(2-3), 177–211.

Stegink, L. D., Filer Jr, L. J., Baker, G. L. (1983): *Effect of carbohydrate on plasma and erythrocyte glutamate levels in humans ingesting large doses of monosodium L-glutamate in water.* The American Journal of Clinical Nutrition, 37(6), 961–968.

Yang, W. H., Drouin, M. A., Herbert, M., et al. (1997): *The monosodium glutamate symptom complex: assessment in a doubleblind, placebo-controlled, randomized study.* Journal of Allergy and Clinical Immunology, 99(6), 757–762.

Hefe

Salomon, H. (1916): *The influence of food yeast on uric acid excretion.* Muenchener Medizinische Wochenschrift 63, 454–455.

Willand, G. (5/2018): *Traditioneller Sauerteig: Zeit für ein Comebäck.* natürlich gesund und munter. S. 64.

Fruktose

Hedrick, V. E., Davy, B. M., You, W., (2017): *Dietary quality changes in response to a sugar-sweetened beverage-reduction intervention: results from the Talking Health randomized controlled clinical trial.* The American Journal of Clinical Nutrition, 105(4), 824–833.

Johnson, R. J., Sánchez-Lozada, L. G., Andrews, P., et al. (2017): *Perspective: a historical and scientific perspective of sugar and its relation with obesity and diabetes.* Advances in Nutrition, 8(3), 412–422.

Perez-Pozo, S. E., Schold, J., Nakagawa, T., et al. (2010): *Excessive fructose intake induces the features of metabolic syndrome in healthy adult men: role of uric acid in the hypertensive response.* International Journal of Obesity, 34(3), 454.

Schwarz, J. M., Noworolski, S. M., Erkin-Cakmak, A., et al. (2017): *Effects of dietary fructose restriction on liver fat, de novo lipogenesis, and insulin kinetics in children with obesity.* Gastroenterology, 153(3), 743–752.

Süßstoffe

Fowler, S. P. (2016): *Low-calorie sweetener use and energy balance: Results from experimental studies in animals, and large-scale prospective studies in humans.* Physiology & Behavior, 164, 517–523.

Fowler, S. P., Williams, K., Resendez, R. G., et al. (2008). *Fueling the obesity epidemic? Artificially sweetened beverage use and long-term weight gain.* Obesity, 16(8), 1894–1900.

Zusatzstoffe

Chassaing, B., Koren, O., Goodrich, J. K., et al. (2015): *Dietary emulsifiers impact the mouse gut microbiota promoting colitis and metabolic syndrome.* Nature, 519(7541), 92.

Tirosh, A., Calay, E. S., Tuncman, G., et al. (2019): *The short-chain fatty acid propionate increases glucagon and FABP4 production, impairing insulin action in mice and humans.* Science Translational Medicine, 11(489), eaav0120.

Glukoseumwandlung in Fruktose im Körper

Andres-Hernando, A., Johnson, R. J., & Lanaspa, M. A. (2019): *Endogenous fructose production: what do we know and how relevant is it?* Current Opinion in Clinical Nutrition & Metabolic Care, 22(4), 289–294.

Glukose, glykämischer Index, stärkereiche Lebensmittel typische Menschennahrung

Foster-Powell, K., Holt, S. H., & Brand-Miller, J. C. (2002): *International table of glycemic index and glycemic load values: 2002.* The American Journal of Clinical Nutrition, 76(1), 5–56.

Revedin, A., Longo, L., Lippi, M. M., (2015): *New technologies for plant food processing in the Gravettian.* Quaternary International, 359, 77–88.

Frühstück

Baum, J. I., Gray, M., & Binns, A. (2015): *Breakfasts higher in protein increase postprandial energy expenditure, increase fat oxidation, and reduce hunger in overweight children from 8 to 12 years of age.* The Journal of Nutrition, 145(10), 2229–2235.

Hoertel, H. A., Will, M. J., & Leidy, H. J. (2014): *A randomized crossover, pilot study examining the effects of a normal protein vs. high protein breakfast on food cravings and reward signals in overweight/obese »breakfast skipping«, late-adolescent girls.* Nutrition Journal, 13(1), 80.

Ratliff, J., Leite, J. O., de Ogburn, R., et al. (2010): *Consuming eggs for breakfast influences plasma glucose and ghrelin, while reducing energy intake during the next 24 hours in adult men.* Nutrition Research, 30(2), 96–103.

Magnesium

De Baaij, J. H., Hoenderop, J. G., & Bindels, R. J. (2015): *Magnesium in man: implications for health and disease.* Physiological Reviews, 95(1), 1–46.

Gommers, L. M., Hoenderop, J. G., Bindels, R. J. (2016). *Hypomagnesemia in type 2 diabetes: a vicious circle?.* Diabetes, 65(1), 3–13.

Milch

Elmståhl, H. L., & Björck, I. (2001): *Milk as a supplement to mixed meals may elevate postprandial insulinaemia.* European Journal of Clinical Nutrition, 55(11), 994.

Kirchner, B., Pfaffl, M. W., Dumpler, J., et Al.(2016): *microRNA in native and processed cow's milk and its implication for the farm milk effect on asthma.* Journal of Allergy and Clinical Immunology, 137(6), 1893–1895.

Melnik, B. C., & Schmitz, G. (2019): *Exosomes of pasteurized milk: potential pathogens of Western diseases.* Journal of Translational Medicine, 17(1), 3.

Verzweigtkettige Aminosäuren

Badawy, A. A., Lake, S. L., & Dougherty, D. M. (2014): *Mechanisms of the pellagragenic effect of leucine.* International Journal of Tryptophan Research, 7, IJTR-S18231.

Solon-Biet, S. M., Cogger, V. C., Pulpitel, T., et al. (2019): *Branched-chain amino acids impact health and lifespan indirectly via amino acid balance and appetite control.* Nature Metabolism, 1(5), 532.

AGEs

Del Pozo, C. H., Ruiz, H. H., Arivazhagan, L., et al. (2019): *A Receptor of the Immunoglobulin Superfamily Regulates Adaptive Thermogenesis.* Cell Reports, 28(3), 773–791.

Uribarri, J., Woodruff, S., Goodman, S., et al. (2010): *Advanced glycation end products in foods and a practical guide to their reduction in the diet.* Journal of the American Dietetic Association, 110(6), 911–916.

Vlassara, H., Uribarri, J., Striker, G. (2011): *The AGE-Less Way: Escape America's Over-Eating Epidemic.* USA: Eigenverlag.

Vlassara, H., Woodruff, S. Striker, G. E. (2017): *Dr. Vlassara's A.G.E.-less diet: how chemicals in the foods we eat promote disease, obesity, and aging and the steps we can take to stop it.* New York: Square One Publishers.

Vlassara, H., Cai, W., Tripp, E., et al. (2016): *Oral AGE restriction ameliorates insulin resistance in obese individuals with the metabolic syndrome: a randomised controlled trial.* Diabetologia, 59(10), 2181–2192.

Diät, Süßes & Cortisol

Tomiyama, A. J., Dallman, M. F., & Epel, E. S. (2011): *Comfort food is comforting to those most stressed.* Psychoneuroendocrinology, 36(10), 1513–1519.

Tomiyama, A. J., Mann, T., Vinas, D., et al. (2010): *Low calorie dieting increases cortisol.* Psychosomatic Medicine, 72(4), 357.

REGISTER

IMPRESSUM

Redaktion:
Monika Rolle,
Sylvie Hinderberger

Lektorat:
Sylvie Hinderberger

Umschlaggestaltung und Layout: independent Medien-Design, Horst Moser, München

Herstellung: Petra Roth

Satz:
Christopher Hammond

Reproduktion:
Medienprinzen GmbH, München

Druck und Bindung:
C.H. Beck, Nördlingen

ISBN
978-3-8338-7285-3

1. Auflage 2020

Umwelthinweis
Dieses Buch ist auf PEFC-zertifiziertem Papier aus nachhaltiger Waldwirtschaft gedruckt.

Wichtiger Hinweis
Die Gedanken, Methoden und Anregungen in diesem Buch stellen die Meinung bzw. Erfahrung des Verfassers dar. Sie wurden vom Autor nach bestem Wissen erstellt und mit größtmöglicher Sorgfalt geprüft. Sie bieten jedoch keinen Ersatz für persönlichen kompetenten medizinischen Rat. Jede Leserin, jeder Leser ist für das eigene Tun und Lassen auch weiterhin selbst verantwortlich. Weder Autor noch Verlag können für eventuelle Nachteile oder Schäden, die aus den im Buch gegebenen praktischen Hinweisen resultieren, eine Haftung übernehmen.
Aus Platz- und Stilgründen sind nicht stets alle Geschlechter erwähnt wie »Studienteilnehmerinnen« und »Studienteilnehmer«. Es sind jedoch stets alle gemeint, sofern nicht explizit anders aufgeführt.

KONTAKT
GRÄFE UND UNZER VERLAG
Leserservice
Postfach 86 03 13
81630 München
E-Mail: leserservice@graefe-und-unzer.de

Telefon: 00800 / 72 37 33 33*
Telefax: 00800 / 50 12 05 44*
Mo-Do: 9.00-17.00 Uhr
Fr: 9.00-16.00 Uhr
(*gebührenfrei in D,A,CH)

Die GU-Homepage finden Sie unter www.gu.de

www.facebook.com/gu.verlag

GRÄFE UND UNZER
Ein Unternehmen der
GANSKE VERLAGSGRUPPE